Vincent Calais

Nos Bienveillantes

Essai sur l'idéologie de la santé mentale

ALTERIS EDITIONS

alteriscommunication@orange.fr

Table

Cet essai porte sur la « santé mentale », entendue non pas comme un concept psychiatrique ou sociologique, mais comme un paradigme organisateur de multiples discours et pratiques, idéaux, politiques publiques, institutions, et métiers.

Il semble qu'en France aujourd'hui, on se passe plus volontiers d'agriculteurs, d'électromécaniciens, et de maçons que de psychologues. Aux audiences des tribunaux et sur les sites industriels ; dans les centres d'appels et les Centres Médico-Psychologiques ; au cœur des hôpitaux et dans les centrales nucléaires ; les « psy » délivrent un savoir, incarnent un idéal, organisent des procédures, au nom et selon les codes de la « santé mentale ».

Discerner les contours de ce nouveau paradigme, en évoquant quelques traits distinctifs d'avec le modèle psychiatrique et judiciaire hérité de la Révolution Française ; *éclairer la généalogie* de son émergence dans le discours psychiatrique et psychanalytique, (par l'internationalisation de la nosographie issue du DSM, l'influence des mouvements dits de l'antipsychiatrie et de la psychothérapie institutionnelle, ou l'essor de la psychopathologie et de la psycho dynamique du travail) ; *analyser enfin les effets politiques et le substrat idéologique* de ce discours : tels sont les trois axes de mon propos.

La dimension spécifiquement politique de ce paradigme, occultée par des processus d'idéalisation et des dispositifs d'assujettissement non reconnus comme tels, sera notamment mise en évidence par l'étude de la genèse et des fonctions des syntagmes « harcèlement moral » et « risques psychosociaux », et l'impact que la psychologisation continue des relations dites *sociales* comporte sur l'office des « psy » (psychiatres et surtout psychologues).

À partir de « l'idéal de bientraitance » et de ses effets de férocité (son « *efférocité* »), je proposerai d'analyser les modes de constitution et les modalités d'assujettissement inhérents aux idéaux politiques qu'induit le paradigme de la santé mentale.

Bientraitance et bien-être au travail ; bienveillance et soin d'autrui ; éthique du care et prévention des « risques psychosociaux » - tels sont les noms communs de nos modernes Erinyes.

« *Appelées aussi les Euménides (c'est-à-dire les Bienveillantes, d'un surnom destiné à les flatter, et par conséquent à éviter d'attirer sur soi-même, en les nommant d'un nom odieux, leur redoutable colère)* », elles étaient pour les anciens hellènes « *des déesses violentes. /... Protectrices de l'ordre social, elles châtient tous les crimes susceptibles de le troubler, et aussi la démesure, l'Hybris, qui tend à faire oublier à l'homme sa condition de mortel.* »[1]

---

[1] Pierre Grimal : Dictionnaire de la mythologie grecque et romaine. Presses universitaires de France. 1963.

Nuit qui réussis à endormir l'homme
Ce puits d'inquiétude.
A lui seul plus inquiet que toute la création ensemble.
L'homme, ce puits d'inquiétude.
Comme tu endors l'eau du puits.
Ô ma nuit à la grande robe
Qui prends les enfants et la jeune Espérance
Dans le pli de ta robe
Mais les hommes ne se laissent pas faire.
Ô ma belle nuit je t'ai créée la première

Charles Péguy : Le porche du mystère de la deuxième vertu (1912).

Aspects et avatars du paradigme de santé mentale

Souffrance au travail : ce syntagme nourrit depuis les années 2000 le débat public et le discours courant, comme s'il allait désormais de soi que le travail fait souffrir, que le travail *est* souffrance.

Depuis la publication quasi-simultanée, en 1998, des ouvrages « *Souffrance en France* » et « *Le harcèlement moral – la violence perverse au quotidien* » des docteurs Dejours et Hirigoyen[2], la « souffrance au travail » est sortie du cercle des spécialistes en « *psychodynamique du travail* » et du champ de la médecine scientifique, pour gagner l'espace médiatique le plus étendu ; elle a en outre donné naissance à des discours et des pratiques professionnelles, des interventions législatives et des procédures judiciaires, des recherches universitaires et des politiques publiques.

Or, la thématique de « *la souffrance au travail* » (et l'idéologie dite *des risques psychosociaux* dont elle constitue le versant compassionnel et managérial à la fois) s'inscrit dans un paradigme plus vaste, la « *santé mentale* ».

On appelle ici *paradigme* une représentation collectivement partagée qui, au sein d'un groupe déterminé et pour un temps défini :

- organise des discours et des systèmes de penser (c'est-à-dire délimite ce qui est pensable et dicible ou impensable/ indicible ; définit des champs à l'intérieur desquels des énoncés peuvent être articulés et jugés pertinents ou non ; distribue les modalités d'énonciation et de réception de la vérité) ;
- rend possible, ou prescrit, ou au contraire interdit des pratiques sociales et des institutions ;

---

[2] Les références des ouvrages cités figurent dans la bibliographie réunie en fin de volume ; les commentaires et citations diverses sont placés en bas de page.

- établit des processus de formation des normes et de légitimation (ou au contraire de condamnation et disqualification) des pratiques considérées.

Le concept de « *paradigme* » entendu en ce sens voisine avec les concepts d'*épistémè*, *dispositif*, et *ordre du discours* théorisés par Michel Foucault[3], et avec celui de *surmoi* créé par Freud et repris et transformé par d'autres psychanalystes.

Constituent par exemple des paradigmes, formés en France après 1789 : la nation, le travail, l'homme, la vie, la liberté.

Ainsi le paradigme de la nation a-t-il organisé un certain ordre juridique et politique (dans le cadre des différentes Constitutions qui se sont succédé depuis l'an II) ; ouvert un champ d'émergence d'institutions multiples, de l'éducation nationale à l'armée ; déterminé différents discours (l'historiographie de Michelet, les propagandes politiques nationalistes, la littérature française) qui se sont développés et ont fonctionné par référence à ce paradigme *national*, que ce soit pour le constituer ou pour le contester, pour s'y inscrire (*au dedans*) ou pour en être situé (*du dehors*), pour y loger leur sens ou en recevoir leur écho.

Les termes de *santé mentale* (*mental health*) s'affirment dans le monde anglo-saxon entre 1940 et 1960, non comme un paradigme

---

[3] De ce point de vue, l'usage et la définition du terme « paradigme » ici proposés sont un retour à l'inspiration que Michel Foucault a prise auprès des penseurs de l'épistémologie contemporaine, tels que Georges Canguilhem ou Thomas Kuhn, sans que pour autant on puisse y réduire sa pensée, quoiqu'en dise Jean-Marc Mandosio (cf. « D'or et de sable ». Éditions de l'Encyclopédie des Nuisances. 2008 p.171).

au sens sus défini, mais, comme l'écrit M.DORON[4], à la manière d'un référentiel théorique et institutionnel : *« si pendant longtemps le problème de la santé mentale ne se donnait que comme un objet négatif marginal au sein d'un système dont l'aliénation ou la maladie constituait le référentiel, à partir d'un certain moment, il devient le référentiel à partir duquel se découpe et se situe tout un ensemble d'objets plus ou moins nouveaux, y compris les maladies mentales ».*

L'émergence de ce référentiel s'effectue, dans les institutions spécialisées et parmi les professionnels concernés, entre 1940 et 1960, du moins dans l'aire culturelle dominée par les États-Unis et la Grande-Bretagne[5] ; en France, si les termes « *maladie mentale* », « *hygiène mentale* » et même « *prophylaxie mentale* » sont usités dans le champ médical depuis le XIXe siècle, le syntagme « *santé mentale* » fait quant à lui son apparition plus tardivement. Le « *Manuel alphabétique de psychiatrie* » du Docteur Antoine Porot y consacre un article dans son édition de 1975, tout en précisant (et ces réserves témoignent que l'expression est encore loin d'avoir acquis le statut d'un concept psychiatrique) :

> *« La santé mentale est une notion difficile à cerner. Les multiples tentatives faites au cours des dernières années pour en préciser le contenu et les limites ont toutes abouti à des résultats discutables : ou bien en effet elles se réfèrent aux problèmes insolubles de la distinction entre le normal et l'anormal, ou bien elles se fondent sur des conceptions morales et philosophiques toujours contestées, ou bien enfin elles ne peuvent prendre en*

---

[4] Claude-Olivier Doron. L'émergence du concept de « santé mentale » dans les années 1940-1960 : genèse d'une psycho-politique. Pratiques en santé mentale. 2015/1

[5] Organismes internationaux et politique de santé mentale. Encyclopédie Médico Chirurgicale. Fascicule 37 – 960 – A – 20

considération que des critères empiriques d'adaptation, de réussite, de satisfaction subjective, attitude qui évite d'envisager la question sous ses aspects certainement les plus embarrassants mais que d'autres jugent essentiels ».

Vingt-cinq ans plus tard, ces précautions éthiques et méthodologiques ne sont plus de mise : le paradigme de la « *santé mentale* » s'affirme massivement, sans guère susciter les débats politiques et les recherches théoriques qui auraient au moins permis de dialectiser l'association singulière de deux termes qui s'imposent désormais avec la force d'une évidence indiscutable.

Il semble légitime, au regard de ce qui sera développé ci-après, de dater l'émergence en France de ce paradigme au premier trimestre 2002, et plus précisément :

- de la loi dite « *de modernisation sociale* » du 17 janvier 2002, qui introduit dans le droit de la fonction publique et le droit du travail une obligation de prévention du harcèlement moral et de préservation de la santé mentale des fonctionnaires et des salariés ;
- des décisions rendues par la chambre sociale de la Cour de Cassation le 28 février 2002 instituant à la charge des « employeurs » (hors Fonctions Publiques) une « *obligation de sécurité de résultat* » en matière d'accidents du travail et de maladies professionnelles ;
- de la loi du 4 mars 2002 « *relative aux droits des malades et à la qualité du système de santé* ».

Le 14 novembre 2001, le docteur Bernard Kouchner annonçait en Conseil des Ministres une « *réforme d'ensemble de la politique de la santé mentale* », qui prendra place, pour partie, dans les deux lois précitées des 17 janvier et 4 mars 2002.

Depuis lors, la « *santé mentale* » n'a cessé d'imprégner de multiples discours, de transformer voire de susciter des institutions, d'informer des pratiques professionnelles et politiques innombrables et pluridisciplinaires. Élevée au rang d'un Droit de l'Homme[6], elle s'inscrit désormais au ciel des idéaux de la

[6] Le Pacte Européen pour la Santé Mentale des 12-13 Juin 2008 énonçait notamment : « *La santé mentale est un droit de l'homme. Elle est indispensable à la santé, au bien- être et à la qualité de vie. Elle favorise l'apprentissage, le travail et la participation à la société. Le niveau de santé mentale et de bien-être de la population joue un rôle essentiel dans la réussite de l'UE en tant qu'économie et société fondée sur la connaissance. C'est un facteur important dans la réalisation des objectifs de la stratégie de Lisbonne pour la croissance, l'emploi, la cohésion sociale et le développement durable* ».

Les Etats signataires conviennent qu'« *une volonté politique ferme est nécessaire pour hisser la santé mentale et le bien- être au rang des grandes priorités. Il faut lancer une action à l'échelle de l'UE associant les responsables politiques et les partenaires concernés, notamment dans le secteur de la justice, de l'éducation et de la santé et le secteur social, ainsi que les organisations de la société civile. Les personnes ayant rencontré des problèmes de santé mentale possèdent une expérience précieuse et doivent pouvoir jouer un rôle actif dans l'élaboration et la mise en œuvre des actions. Il faut promouvoir la santé mentale et le bien-être des citoyens de tous les groupes socio-économiques et de toutes les classes d'âge, appartenances ethniques et sexuelles, en mettant en place des interventions ciblées prenant en compte la diversité de la population européenne. Nous devons enrichir notre socle de connaissances en matière de santé mentale. Pour ce faire, il faut recueillir des données relatives à la santé mentale dans la population et faire réaliser une étude sur l'épidémiologie, les causes, les facteurs et les implications de la bonne et de la mauvaise santé mentale, ainsi que sur les possibilités d'intervention et les bonnes pratiques, au sein et en dehors du secteur sanitaire et social* ».

Ces quelques lignes résument à merveille le caractère multidimensionnel et multidisciplinaire que le terme de « *paradigme* » vise à mettre ici en évidence.

République et de la Communauté Européenne, elle mobilise des dizaines de milliers de professionnels et des milliards d'euros, elle cristallise des enjeux de pouvoir et des logiques syndicales et corporatistes, elle inspire de nouveaux champs universitaires et suscite des métiers inédits.
Discerner les contours de ce nouveau paradigme ; évoquer la généalogie de son émergence dans le discours psychiatrique et psychanalytique ; conclure sur la dimension politique de ce paradigme : tels seront les trois temps de mon propos.

a. Les contours du paradigme de la santé mentale.

Il faut, pour bien cerner la nouveauté de ce paradigme, le différencier d'avec celui qui présidait à la co-naissance de la folie comme *maladie* susceptible de soins, et de la psychiatrie comme discipline *scientifique* et pratique *médicale*[7].

Ce paradigme – que notre modernité ne cesse de défaire, y compris sous couvert de s'en réclamer – est celui des Lumières, en tant que ces Lumières ont fixé pour deux siècles un système d'idéaux politiques, juridiques, et moraux (les droits de l'homme) ; un ensemble d'institutions (école publique, laïque et obligatoire ; partis politiques ; organisations syndicales ; entreprises industrielles et commerciales) ; des modes de parler et de penser prescrits (les règles de l'argumentation scientifique ou judiciaire, l'usage de la langue latine puis française et désormais anglaise) ou interdits (les méthodes thérapeutiques non reconnues par l'institution hospitalo-universitaire ; les langues et dialectes régionaux) ; un sujet juridique

---

[7] Le lecteur le constatera : l'enseignement de Michel Foucault est le support implicite de ma démarche, sauf à préciser : plus qu'à ses thèses – plus ou moins discutables et plus ou moins éclairantes – c'est à son *style de penser* que je me réfère.

et politique (le citoyen supposé libre, égal et fraternel, doté d'un droit de vote et d'une capacité de jugement rationnel).

En ce qui concerne la « *folie* », c'est également la référence aux droits de l'homme et à la Raison idéalisée qui permet *et* l'arrimage de l'aliénation mentale dans la catégorie des « maladies », *et* la constitution d'un champ clinique spécifique, *et* l'institution d'une pratique psychiatrique au sens scientifique du terme. Dans le discours que présentifient les figures des docteurs Pinel et Esquirol, et qui connaîtra sa traduction juridique avec la loi du 30 juin 1838 sur les aliénés, le fou n'est pas un *non sujet*, une *non personne* : c'est un sujet de Droit dont les facultés mentales sont partiellement et temporairement altérées, mais qui reste accessible, par un « *traitement moral* » approprié, à un rétablissement dans l'exercice de ses droits et de son entendement.

En d'autres termes, au XIXe siècle et jusqu'à la fin du XXe siècle, le Droit positif français ne connaît, en matière de « maladies mentales », que deux catégories : les personnes dont la capacité juridique et le discernement sont altérées par une pathologie grave, qui nécessite, dans leur intérêt et/ou dans l'intérêt d'autrui, un internement, un traitement thérapeutique, des mesures spécifiques d'accompagnement social ou professionnel ; et *tous les autres* sujets de Droit, jouissant ou présumés jouir de l'intégralité de leurs facultés et de leurs droits (politiques, civils, professionnels), pour lesquels la question de la « santé mentale » n'existe pas comme enjeu politique : chacun « *fait avec* » ses névroses et ses malheurs ordinaires, et l'État ignore ce qui relève exclusivement de la « vie privée ».

Dans le champ des systèmes de représentation juridique et politique, dans l'espace défini par le discours libéral à la française, il n'existe aucun lieu d'où puisse germer et croître la seule notion d'une « santé mentale ».

Avec le paradigme contemporain, ce régime juridico-politique change radicalement : tout citoyen est justiciable d'un traitement thérapeutique, et doit se voir garantir un accès égal et intégral à des soins de qualité : comme l'énonçait le plan Psychiatrie et Santé Mentale 2011/2015, « *une prise en compte globale de la santé mentale en fait un enjeu de société qui concerne l'ensemble des citoyens et pas uniquement les professionnels de la psychiatrie* ». Sous l'empire de l'actuelle législation, le statut du *sujet du discours* juridique et politique change radicalement ; et de même que la figure du *consommateur* du Code de la Consommation (être fragile et influençable auquel il faut reconnaître des droits de réflexion, de rétractation, bref : un régime de *protection* spécifique au regard de la puissance d'influence des technocrates du *marketing* contemporain) se distingue de la figure du *contractant* du Code civil (maître et responsable de sa parole, et pour qui le contrat conclu vaut loi) ; de même le statut du sujet politique induit par le paradigme de la santé mentale ne se confond plus avec le statut du sujet des Lumières, supposé libre et responsable de ses actes[8].

Un second trait distinctif de ce paradigme réside dans la place reconnue au travail, non seulement comme valeur morale ou facteur économique, mais en tant qu'indice discriminant du normal et du pathologique.

Sous l'empire du paradigme de la Raison et des Lumières, le travail constitue une donnée de base de la vie sociale et du psychisme individuel : valorisé comme voie d'épanouissement personnel ou

---

[8] Alain Ehrenberg, qui a beaucoup contribué à problématiser la « *santé mentale* », écrit, en une formule d'une excellente frappe : « *Les murs de l'asile sont tombés, mais parallèlement un ensemble protéiforme de souffrances s'est progressivement mis à sourdre de partout. Elles trouvent une réponse dans la santé mentale* ». cf. « La plainte sans fin. Réflexions sur le couple souffrance psychique/santé mentale ». Cahiers de recherche sociologique, n° 41-42, 2005, p. 17-41. http://id.erudit.org/iderudit/1002458a

d'insertion sociale ; reconnu à l'égal de l'éducation comme un facteur de progrès ; considéré en tant que méthode thérapeutique ; le travail est inscrit dans une dimension morale et théologique, il donne à l'homme « *en même temps sa santé, sa subsistance, sa sérénité, son bon sens et la vertu peut-être* ».[9] Partie prenante de la norme commune, le travail est en retour un critère du *normal*[10].

Encore cette normalité constitue-t-elle non pas un *état* ou une *qualité* positivement reconnue et identifiable à des critères déterminés : c'est une catégorie ouverte, définie par un trait négatif, à savoir l'absence d'une pathologie mentale grave susceptible d'un traitement thérapeutique et éventuellement justiciable d'une mesure d'enfermement.

Le paradigme de la santé mentale, et le nouveau sujet politique qu'il définit, instaure le travail (et plus précisément le travail *salarié*, et plus précisément encore le travail salarié des entreprises industrielles et commerciales) dans une toute autre configuration. Désormais, le travail et l'organisation où il s'inscrit *peut* être la cause d'une souffrance, d'un mal-être, d'un préjudice, et il est du devoir de la société tout entière de réparer ce préjudice, de prévenir ce mal-être, de guérir cette souffrance.

C'est bien en quoi le syntagme « *souffrance au travail* » s'inscrit dans la logique paradigmatique de la « santé mentale » : au-delà de la dimension compassionnelle, l'enjeu des recherches, des débats, et des dispositifs juridiques contemporains sur ladite *souffrance* réside dans l'affermissement de ce paradigme, avec les effets qu'il induit en termes de légitimation d'une multitude d'institutions, de professionnels, d'activités.

---

[9] Encyclopédie de Diderot et d'Alembert. Tome 16. Article *Travail*. 1765

[10] « Aimer et travailler » selon le mot de Freud.

Organisations syndicales et CHSCT ; avocats et magistrats ; médecins du travail et ingénieurs en prévention des risques psychosociaux ; inspecteurs du travail et responsables politiques ; universitaires et managers ; infirmiers psychiatriques et défenseurs des droits ; tous ces professionnels et acteurs de la vie économique et politique sont concernés par la « *souffrance au travail* », par *le travail comme souffrance.*

Le travail n'est plus la chose du patron et de l'ouvrier, le processus de création et de répartition des richesses, ou le signe indélébile de la finitude et de la peccabilité de l'homme : c'est un processus potentiellement pathogène, que des « *pervers narcissiques*[11] » risquent d'utiliser à des fins de destruction psychique de leurs victimes, que des organisations inadaptées peuvent transformer en facteur de stress ou d'épuisement professionnel, et dont il importe de confier la définition à des professionnels compétents et bien intentionnés, naturellement dotés de l'indépendance nécessaire à l'accomplissement de leur importante mission, et d'une éthique dûment labellisée[12].

Le troisième trait distinctif du paradigme de santé mentale que l'on voudrait évoquer dans le cadre de cette communication tient à sa dimension *sécuritaire.*

La logique de prévention qui tend à s'affirmer dans ce champ multidisciplinaire procède en effet d'un certain type de système juridique nettement différent du système libéral issu historiquement des révolutions anglaise et française.

---

[11] Il ne s'agit pas ici de remettre en cause (ou simplement de *discuter*) la pertinence de ce concept dans le champ qui lui est propre, mais de pointer son usage dans le discours commun.

[12] Cf. par exemple Code de Déontologie de la Fédération des Intervenants en Risques Psychosociaux du 13 avril 2011

On distingue, en Droit des libertés publiques, système *répressif* et système *préventif*. Contrairement à ce que le sens commun pourrait donner à penser, seul le système *répressif* est compatible avec de véritables libertés publiques. Le principe fondateur de ce système tient en une formule : tout ce qui n'est pas interdit est permis. Le principe inverse - tout ce qui n'est pas autorisé (par l'autorité compétente) est interdit - caractérise à la fois les systèmes politiques totalitaires (notamment communistes), et l'islamisme, qui est une des écoles juridiques de l'Islam, selon laquelle, notamment, tout ce qui est nouveau est réputé interdit jusqu'à ce que l'institution religieuse en ait consacré la légalité.

Au sein du système juridique et politique français, par exemple, le droit d'association, ou le droit de manifestation sur la voie publique, existe dans le cadre d'un régime *répressif* : il n'est pas nécessaire d'obtenir une autorisation pour créer une association, ou pour organiser une manifestation (seule la déclaration préalable est obligatoire dans ce dernier cas) ; par contre, les abus dans l'exercice d'un droit (d'une liberté) sont susceptibles d'une répression pénale ou civile : je peux *sans autorisation* fonder une association d'entraide de pédophiles, mais il est vraisemblable que le représentant du Ministère Public de la ville où ladite association aura son siège déclenchera des poursuites en vue de sa dissolution...

De même, en matière de droit des marques, l'organisme chargé de recueillir et centraliser le dépôt des marques (l'INPI) ne délivre aucune *autorisation* : je peux demain déposer la marque « *Coca-Cola* » ou la marque « *Chanel N° 5* », sauf à courir le risque et accepter l'augure d'une action (civile ou pénale) en contrefaçon de marque de la part des propriétaires de celle-ci.

Un régime *répressif* est fondé sur un principe de *liberté*, alors qu'un régime *préventif* est fondé sur un principe de *sécurité*[13].

Or, le paradigme de la « santé mentale », tout nimbé de bienveillance qu'il paraisse dans le discours (et l'esprit) de ses épigones, s'inscrit clairement dans une logique de *prévention*, même si la dimension *répressive* n'est pas absente de son mode d'instauration juridique.

D'une certaine manière, ce dont il s'agit désormais avec ce paradigme, c'est d'ajouter à la *sécurité sociale* (c'est-à-dire un système assuranciel de gestion d'événements de l'existence humaine assimilés à des *risques* : maladie, vieillesse, accidents du travail, etc.), et à la *sécurité professionnelle* (c'est-à-dire un emploi garanti à vie, ou à défaut un revenu minimum à portée tendanciellement universelle), une « *sécurité mentale* ».

Car tel est bien le sens du concept de « *risques psychosociaux* » : la vie sociale et notamment professionnelle est génératrice de *risques* identifiables et différenciés (le harcèlement moral ; le stress ; l'épuisement professionnel ; ou désormais le « *bore-out syndrom* »), et il est du devoir de la collectivité non seulement de *guérir* les maux provoqués par la vie sociale elle-même, mais encore d'en *prévenir* l'apparition par l'instauration d'un système de prévention (et donc de *détection*) des risques. Et de même que l'accident du travail a perdu, avec la loi qui, en 1898, crée l'assurance sur « les responsabilités des accidents dont les ouvriers sont victimes dans leur travail », le sens d'un mauvais coup du sort ou d'une faute du patron, pour devenir un *risque* susceptible d'un traitement assuranciel ; de même le *préjudice psychique* s'inscrit désormais dans

---

[13] C'est sur la base de ce principe qu'a été institué, par une loi n° 2008-174 du 25 février 2008, un régime spécifique de « *rétention préventive* » (et non pas *punitive*) pour les délinquants multirécidivistes, après expiration de la peine d'emprisonnement proprement dite.

un système juridique et financier de prise en charge et d'indemnisation.

Cette logique, évidente dans la loi dite Rebsamen du 17 août 2015 en tant qu'elle prévoit la création d'un ou plusieurs tableaux de maladies professionnelles de type psychique, émerge du reste ailleurs que dans l'institution professionnelle.

En fait d'accidents thérapeutiques ou de Procréation Médicalement Assistée, la jurisprudence en matière de responsabilité médicale a considérablement alourdi la responsabilité des médecins et des établissements de santé, en faisant émerger un principe de responsabilité pour *risque* et non plus de responsabilité pour *faute*, qui fait désormais la part belle aux systèmes et organismes d'assurance.

En matière d'accident de circulation, la Cour de Cassation a énoncé, sur le fondement du « *principe de la réparation intégrale des préjudices* » que « *le droit de la victime à obtenir l'indemnisation de son préjudice corporel ne saurait être réduit en raison d'une prédisposition pathologique lorsque l'affection qui en est issue n'a été provoquée ou révélée que par le fait dommageable* »[14].

L'action menée par quelques avocats (notamment parisiens) en vue de la reconnaissance et l'indemnisation du préjudice *psychique* au

---

[14] Cour de Cassation 2e Chambre civile n° 08 – 16 920. En l'espèce, la victime d'un accident de circulation était atteinte d'une paraplégie gravement handicapante, mais dépourvue de base anatomique. Un expert psychiatre avait diagnostiqué une hystérie de conversion, dont la Cour d'appel d'Aix-en-Provence avait refusé d'indemniser les symptômes. Après un parcours judiciaire d'une vingtaine d'années, l'intéressée obtient, tous chefs de préjudice confondus, près de 2 500 000 € de dommages et intérêts...cf. Gazette du Palais 17 février 2015 n° 48. Dossier spécial Préjudice psychique. Je reviens ci-après plus longuement sur cette affaire.

même titre que du préjudice *corporel* s'inscrit évidemment dans cette logique[15].
Émergence d'un nouveau sujet juridico-politique ; transformation du statut symbolique du travail ; logique assurancielle de prévention : ces traits discrets du paradigme de la « *santé mentale* » esquissent les contours du phénomène sans le dépeindre exhaustivement - il faudrait aussi évoquer la neutralisation de la dimension conflictuelle de la vie sociale au profit du discours du consensus, de la médiation, et de la négociation ; la parfaite compatibilité (au plan des structures sinon au niveau du discours) de ce paradigme avec telle modalité du *management* à l'anglo-saxonne ; l'escamotage du champ proprement politique sous une chape de plomb de bonnes intentions et d'idéaux compassionnels ; ou encore la convergence de ce modèle avec la numérisation des esprits et des existences.

On y reviendra ; contentons - nous ici d'évoquer la genèse du paradigme de la « santé mentale » dans le champ psychiatrique et psychanalytique.

b. Aperçus sur la genèse du paradigme de la santé mentale dans le champ psychiatrique.

Comment l'évolution de la psychiatrie a-t-elle pu, *de l'intérieur*, concourir à l'émergence du paradigme de la « santé mentale » ?

En effet, non seulement celui-ci n'est pas, originairement, un concept psychiatrique, mais la psychiatrie (comme discipline scientifique et comme pratique clinique) s'est constituée en France *en raison directe* de l'absence, dans la mentalité collective, de cette représentation, de ce schéma organisateur des représentations et des institutions, des pratiques et des discours. Cette absence a induit *cette structuration-là* de la psychiatrie classique (disons : de

---

15 Voir par exemple le site Internet de l'Association Nationale des Avocats de Victimes de Dommages Corporels.

l'aliénisme au lacanisme) et *cette construction historiquement réalisée* de son champ propre : de la même façon que la médecine s'est affirmée comme thérapie à visée *curative* et non *préventive*, sans prétendre élaborer *positivement* un modèle clinique de santé somatique (qui ne sera définie, dans la tradition médicale française, que *par défaut* et *par aphorisme* : « *la vie dans le silence des organes* »), de même la psychiatrie s'est affirmée comme thérapie des pathologies mentales sans proposer aucune définition scientifique de la normalité et de la santé psychique.

En évoquant ici tel courant psychiatrique ou telle technique thérapeutique, notre propos n'est pas - ce serait outrecuidant et déplacé – d'intervenir dans le débat des praticiens quant à la validité de leurs hypothèses ou à l'évaluation de leur efficacité : il est de montrer comment le paradigme de la santé mentale - qui structure désormais des politiques publiques et des logiques économiques qui interfèrent décisivement avec les pratiques thérapeutiques considérées - n'a pas seulement émergé *de l'extérieur* du champ psychiatrique, mais a surgi *du sein* de celui-ci, au point qu'aujourd'hui on peut se demander si la psychiatrie, comme discipline et comme clinique, n'est pas vouée à disparaître, par l'éclatement même de son champ, ou la dilatation indéfinie des limites de ce champ.

On peut en premier lieu évoquer l'influence anglo-saxonne dont nous avions précédemment pointé l'importance au niveau des institutions et des politiques internationales.

Les versions successives du D.S.M ont en effet peu à peu imposé une sémiologie du champ des phénomènes psychiques qui a largement abouti non seulement à disqualifier les nosographies traditionnelles, mais encore à élargir le domaine des pathologies mentales, transformées en « *troubles* », à l'ensemble des populations « *médicalisables* ».

Dans un entretien publié en avril 2013, (sous le titre : « *la psychiatrie est en dérapage incontrôlé* ») le Dr Allen Frances, psychiatre américain qui a supervisé l'édition du « DSM IV », déclarait, à propos des conditions d'élaboration de la cinquième version de cette nomenclature :

> « *Un autre psychiatre se passionnait pour le diagnostic d'hyperphagie, ces moments où l'on se jette sur la nourriture en dehors d'un repas. Je me dis : j'ai peut-être bien ça moi-même. Un autre se concentrait sur le « trouble cognitif mineur » (on oublie les dates, etc.). Je me dis : j'ai peut-être ça aussi… Un autre encore parlait du « dérèglement sévère de l'humeur » chez l'enfant qui pique des colères. Bref, je constatai une forte propension à vouloir médicaliser tous les problèmes de la vie quotidienne ».*[16]

---

[16] Je souligne. Allen Frances poursuit : « *Or, l'expérience du « DSM-IV » me l'avait appris : la moindre modification, extension ou abaissement, du seuil d'un diagnostic est une aubaine pour les compagnies pharmaceutiques. Le manuel a eu également d'énormes conséquences, tout à fait inattendues. Il a servi de base pour le remboursement des soins et des médicaments, pour la prise en charge de services à la personne, pour la reconnaissance d'une invalidité, et même pour l'obtention d'un permis de conduire, d'un permis de piloter, la reconnaissance du droit d'adopter un enfant, etc. Menée par le fougueux Robert Spitzer, cette révolution a été suivie d'une nouvelle révision du manuel, le « DSM-IIIR », qui introduisit encore de nouveaux diagnostics et en transforma d'autres. L'ambition du « DSM-IV » était au contraire de calmer le jeu.*

Le « DSM-IV » a-t-il vraiment stoppé l'inflation diagnostique ?

Oui. Nous avons analysé 93 suggestions de changement et n'en avons retenu que trois. Cependant, ces modifications que nous pensions mineures ont eu des conséquences inattendues. Ainsi le trouble bipolaire de type 2, que nous avons introduit, a permis aux entreprises pharmaceutiques, grâce à la publicité

Je fais la triple l'hypothèse que :

- l'affermissement, à l'intérieur comme à l'extérieur du champ psychiatrique, du paradigme de la santé mentale explique, non certes le développement des marchés de la pharmacopée des symptômes psychosociaux, mais l'impuissance des psychiatres et des politiques à anticiper et contrôler ce développement ;

- l'élévation de ce paradigme à la dignité d'un idéal empêche tout débat politique véritable sur ses implications et ses effets ;

- l'unicité et l'exclusivité de ce paradigme, par-delà les différences d'école et de disciplines scientifiques, rassemble en des logiques convergentes des thérapies très différentes (cognitivo-comportementalistes, psychanalytiques, médicamenteuses, etc.) quoiqu'en pensent, en décident, ou en disent les médecins, psychiatres, et psychanalystes concernés.

---

télévisée en particulier (les États-Unis sont le seul pays au monde à autoriser les laboratoires à faire de la publicité directe), de doubler le nombre de patients traités pour troubles bipolaires.

De même, nous avons un peu élargi le diagnostic du trouble d'hyperactivité avec déficit de l'attention pour permettre de repérer davantage de filles. Et nous avons eu la surprise de voir les laboratoires s'engouffrer dans la brèche. Le marché des médicaments contre les troubles de l'attention est passé de 15 millions de dollars avant la publication du « DSM-IV» à 7 milliards aujourd'hui.../ ».

Site de la Revue Books. Consultation du 19 février 2020

Tel est également l'effet de la discipline dite « *psychopathologie du travail* », dont des pionniers écrivaient en 1990 :

> « *la psychopathologie du travail a pour objet d'étude la souffrance au travail. Souffrance compatible avec la normalité et avec la sauvegarde de l'équilibre psychique mais impliquant toute une série de procédures de régulation. La souffrance sera conçue comme vécu subjectif intermédiaire entre d'un côté la maladie mentale décompensée, de l'autre le confort (ou le bien-être) psychique. Si la maladie mentale est assez facile à définir, le bien-être ou la bonne santé mentale sont plus difficiles à saisir. Il s'agit plutôt d'une notion limite qui constitue une sorte d'horizon, de point de fuite, d'idéal, jamais véritablement atteint, mais posé théoriquement par nécessité logique. Cette difficulté, analysée systématiquement, conduira entre-temps à proposer une nouvelle approche de la santé* »[17].

Cette « *nouvelle approche de la santé* » procède d'une double inversion *et* du rapport entre le normal et le pathologique, *et* de la « *valeur psychique* » du travail, inversion que le docteur Christophe Dejours résume parfaitement : « *le nouvel essor de la psychopathologie du travail a été rendu possible à partir du moment où, prenant acte de la normalité des travailleurs en situation de travail, on a été en mesure d'opérer un retournement épistémologique. C'est alors <u>la normalité qui est considérée comme une énigme</u>. Comment les travailleurs, dans leur majorité, parviennent-ils, malgré*

---

[17] Christophe Dejours et Elisabeth Abdoucheli : « Itinéraire théorique en psychopathologie du travail ». Revue Prévenir n°20. 1er semestre 1990

les contraintes de la situation de travail, à préserver leur équilibre psychique et à demeurer dans la normalité ? »[18]

En d'autres termes, une « *souffrance au travail* » étant « constatée » , il s'agit d'expliquer comment, à travers des processus défensifs, le ou les travailleurs concernés préservent une « *santé mentale* » qui tend alors à émerger dans la positivité d'un état certes instable et peu objectivable, mais dont la place est dès lors aménagée (et à ménager) dans le discours universitaire ; l'expression de « *clinique du travail* », désormais retenue pour désigner un nouveau champ d'investigation théorique, mais également de pratiques professionnelles (celle des médecins du travail notamment), achève d'élargir le « *regard médical* » à l'ensemble illimité des pratiques de travail, dans la droite ligne de la genèse de la médecine moderne décrite par Michel Foucault dans sa « *Naissance de la clinique* ».[19]

> « *La médecine moderne a fixé d'elle-même sa date de naissance vers les dernières années du XVIIIe siècle. Quand elle se prend à réfléchir sur elle-même, elle identifie l'origine de sa positivité à un retour, par-delà toute théorie, à la modestie efficace du perçu. En fait, cet empirisme présumé repose non sur une redécouverte des valeurs absolues du visible, non sur l'abandon résolu des systèmes et de leurs chimères, mais sur une réorganisation de cet espace manifeste et secret qui fut ouvert lorsqu'un regard millénaire s'est arrêté sur la souffrance des hommes. Le rajeunissement de la*

[18] Christophe Dejours : « Nouveau regard sur la souffrance humaine dans les organisations ». *In* « L'individu dans l'organisation : les dimensions oubliées ». Sous la direction de Jean-François CHANLAT.

[19] Préface à « Naissance de la Clinique ». Gallimard. Édition de La Pléiade 2015. p. 676.

> *perception médicale, l'illumination vive des couleurs et des choses sous le regard des premiers cliniciens n'est pourtant pas un mythe ; au début du XIXe siècle, les médecins ont décrit ce qui, pendant des siècles, était resté au-dessous du seuil du visible et de l'énonçable ; mais ce n'est pas qu'ils se soient remis à percevoir après avoir trop longtemps spéculé, ou à écouter la raison mieux que l'imagination ; c'est que le rapport du visible à l'invisible, nécessaire à tout savoir concret, a changé de structure et fait apparaître sous le regard et dans le langage ce qui était en deçà et au-delà de leur domaine* ».

Mutatis mutandis, ne pourrait-on paraphraser Michel Foucault en écrivant : « *un regard millénaire s'arrêtait sur la souffrance des hommes au travail, faisant du travail l'effet d'une culpabilité en même temps que le moyen d'une rédemption. Le discours de la « santé mentale » a rajeuni cette antique conception, ravivé les couleurs de cette douleur, et fait du « psy » un avatar laïque du bon samaritain* » ?

Il en va de même enfin des mouvements dits de l'antipsychiatrie et de la psychothérapie institutionnelle.

Sans doute se sont-ils l'un et l'autre pensés et constitués *en rupture* et *à rebours* des modalités instituées de la psychiatrie comme discipline médicale ; sans doute ont-ils ambitionné de défaire l'intrication du savoir et du pouvoir psychiatriques dans l'accueil, le traitement, et la vie des psychotiques, en travaillant la frontière séparant le *dedans* et le *hors les murs*, le pathologique et le normal, l'hôpital et la Cité ; sans doute encore ont-ils, ces deux mouvements, utilement interrogé des institutions et des discours menacés de sclérose, et pointé l'effet potentiellement *pathogène* dont ils pouvaient être porteurs à leur insu.

Mais précisément : au-delà des réussites ou des échecs thérapeutiques ponctuellement repérables, et des conflits politiques et institutionnels localement vécus et résolus, la mise en cause, par les mouvements dits de l'antipsychiatrie d'une part, et de de la « psychothérapie institutionnelle », d'autre part, du modèle psychiatrique hérité du XIXe siècle a participé *à* et *de* l'installation du paradigme de la « *santé mentale* » qui triomphe désormais. Quelles qu'aient été les intentions et les pratiques des promoteurs de ces mouvements, quelque sens qu'ils aient prétendu conférer à leur démarche, et quelle que soit la pertinence ou la valeur thérapeutique de celle-ci, il est de fait que ces mouvements ont accompagné la dissolution des frontières que la psychiatrie classique avait dessinées entre les aliénés et les autres, entre l'asile et l'espace politique, entre la pratique du soin et l'engagement militant.

La psychothérapie institutionnelle et l'antipsychiatrie ont également diffusé l'idée que l'institution elle-même était justiciable d'une approche thérapeutique, parce qu'elle était elle-même susceptible d'être ou de devenir pathogène : si l'*asile* aggrave voire provoque les pathologies mentales ; si l'exclusion *institutionnelle* multiplie les effets de l'exclusion *psychique* que constitue la psychose ; si l'aliénation *sociale* redouble l'aliénation *mentale* – alors le soin des maladies mentales doit s'accompagner d'une thérapeutique de l'institution soignante elle-même, mais pourquoi pas aussi de l'institution scolaire, voire professionnelle, voire de « *la société* » dans son ensemble. Virtuellement, le champ est ouvert pour une stratégie politique de mise en cause de l'institution comme telle, dont le revers est l'émergence d'une « *psychiatrisation* », d'une « *médicalisation* », d'une « *psychologisation* » généralisée des problématiques socio-politiques.

Du reste, la psychanalyse, et plus précisément la pensée freudienne des organisations collectives, avait ouvert la voie : en montrant que sont à l'œuvre, dans les pathologies et les symptômes psychiques, des mécanismes identiques à ceux qui prévalent dans les formations de l'inconscient ; en estompant la frontière qui sépare, dans l'esprit public, les institutions réfléchies (l'Eglise et l'armée) et la horde darwinienne ; en élaborant une conception du psychisme où la dimension *sociale* est fondatrice ; Freud a contribué, à son corps défendant, à la diffusion de l'idée (l'illusion) qu'il existerait un *bien* – la *santé mentale* – susceptible de faire l'objet d'une visée idéalisante à l'instar du bonheur ou de l'intérêt général.

Que ce soit à travers la domination de la nomenclature du DSM, dans les mouvements de l'antipsychiatrie et de la psychothérapie institutionnelle, ou avec l'apparition des disciplines de la psychodynamique et de la psychopathologie du travail, le paradigme de la santé mentale a rendu possible et crédible une superposition du champ politique avec une sorte de *clinique du lien social* : puisque *santé mentale* il y a, et qu'il s'agit d'un idéal à rechercher dans la vie familiale comme dans la vie professionnelle, à préserver dans les hôpitaux comme dans les entreprises, à promouvoir dans les organisations professionnelles comme dans les politiques publiques, pourquoi ne pas traiter les problèmes politiques, les conflits sociaux, ou les drames conjugaux comme des pathologies à soigner, et consacrer le temps, l'argent, et l'énergie qu'il faudra pour trouver et appliquer les *thérapeutiques* les mieux appropriées ?

D'où la dimension *politique* du paradigme de la « *santé mentale* ».

c. La santé mentale : dimension politique.

À l'intersection des discours universitaire et médiatique, psychiatrique et juridique, managérial et syndical, ce paradigme comporte en effet un certain nombre d'enjeux politiques, habituellement masqués par la fonction de l'idéal : ses promoteurs s'avancent en effet, explicitement ou implicitement, en *défense et illustration* d'idéaux qui peuvent varier dans leur nature (la dignité de la personne ou la singularité du sujet ; la lutte contre la perversion ou le combat contre le capitalisme néolibéral ; la promotion du bien-être ou la défense de la « *qualité de vie au travail*» ; etc.), mais qui présentent la caractéristique commune de définir une position *surmoïque* et donc *politique.*

« *Politique* » désigne ici le registre d'agencement des pouvoirs et des rapports de force ; les modalités d'établissement des normes (morale, juridique, etc.) ; et les conditions d'inscription du surmoi dans le lien social[20].

De ce point de vue, le syntagme « *santé mentale* » a pour fonction de justifier et légitimer l'émergence et le renforcement indéfini de systèmes de pouvoir : pouvoir médical avec les services dits de *santé au travail* ou les établissements de *santé mentale* ; pouvoirs administratif et judiciaire ; pouvoir universitaire et technocratique des experts, les uns et les autres s'affirmant dans une coloration nettement *morale* voire moralisatrice.

Dans une intervention faite en 1977 à l'invitation du « Syndicat de la Magistrature »[21], Michel Foucault pointait cette « extension du domaine du *judiciable* », c'est-à-dire le domaine des questions sociales susceptibles d'un traitement par l'institution judiciaire ; il déclarait notamment :

---

20 « *En redéfinissant positivement la santé puis la santé mentale, c'est la conception même de la vie et de l'existence qui s'en trouve modifiée. En douceur, la partie tragique de l'existence humaine est évacuée. Pourtant, une entité existentielle comme celle de l'angoisse n'est-elle pas l'un des moteurs les plus importants pour que l'espèce humaine avance et se civilise ? Il y a comme un déni de réalité dans ces injonctions au bonheur* ». Mathieu Bellahsen. La santé mentale. Vers un bonheur sous contrôle. Editions La Fabrique.

21 Michel Foucault. La redéfinition du judiciable. Repris in Revue La Célibataire Automne 2004.

« *Le* justiciable *étant celui qui a à rendre compte devant la justice, je dirais que le* judiciable *c'est le domaine d'objets qui peuvent entrer dans le champ de pertinence d'une action judiciaire... Ce n'est pas simplement l'extension de certaines questions déjà posées à l'appareil judiciaire qui sont prévues, c'est en fait toute une redéfinition des aires d'intervention du judiciaire, une nouvelle définition sociale et institutionnelle du judiciable. Or, ces nouvelles fonctions judiciaires liées aux nouveaux domaines du judiciable, aux nouvelles fonctions, vont consister en quoi ? Bien sûr, il s'agira toujours d'établir le partage entre ce qui est licite et ce qui est puni. Et ce qui m'apparaît important, c'est que d'une part ce partage entre le licite et l'illicite va concerner tout un tas d'autres objets, d'autres partages ; ça va être par exemple le partage entre le vrai et le faux, entre le physiologiquement bon et le physiologiquement nuisible, ça va être également le partage entre ceux qu'il faut enfermer dans un hôpital psychiatrique et ceux qui peuvent aller librement, ce qui est politiquement pertinent pour l'information et ce qui n'a pas besoin de passer dans l'information, ça va être aussi la distinction entre l'information utile et l'information inutile. Et chacune de ces décisions aura pour objet finalement de définir non pas tellement ce qui est légal et ce qui est illégal, mais de définir un certain optimum : quel est finalement la quantité optimum d'opinions diverses qui doivent être représentées dans la presse ;... Quelle est également la quantité optimum d'informations malhonnêtes que l'on doit ou que l'on peut laisser passer à travers un système de presse ; quelle est la quantité optimum de savoir que l'administration doit délivrer et quelle est la quantité optimum de secret à laquelle elle*

aura droit. C'est donc cette détermination d'un optimum fonctionnel pour le corps social qui va être une des tâches fondamentales de la justice, beaucoup plus que la détermination de ce qui est licite ou illicite aux termes de la loi.
Et cette détermination des optimum, elle a pour objectif final quoi ? Eh bien, je crois, essentiellement de mettre en place et de faire fonctionner des mécanismes protecteurs, des mécanismes protecteurs qui entourent ce que l'on appelle en termes d'administration moderne les populations cibles, c'est-à-dire par exemple les vieillards, les émigrés, les détenus, les malades mentaux.

Ce sera également des mécanismes protecteurs autour de ce que l'on pourrait appeler les comportements vulnérables, car nous en avons tous. Même si nous n'avons pas à être protégés en tant qu'individu ou en tant qu'espèce, nous avons des comportements qui eux doivent l'être parce qu'ils sont particulièrement vulnérables : en tant que consommateurs nous sommes vulnérables, il faut nous protéger comme tels ; en tant que récepteurs d'informations, lecteurs de journaux, observateurs de la télévision, nous avons à être protégés. Il s'agit donc, pour ces fonctions judiciaires nouvelles, de faire fonctionner ces mécanismes protecteurs autour de populations cibles et de comportements vulnérables. Et finalement, les instruments par lesquels leurs décisions vont pouvoir prendre effet, quels sont-ils ? Ce qui est caractéristique, c'est que ces organismes prendront des décisions – et auront le pouvoir de les faire appliquer – qui ne sauront pas de l'ordre de la sanction, de la punition au sens où le système pénal l'entend. Ce sera des sanctions d'un type relativement nouveau, puisque dans la plupart des cas les instruments qui seront donnés seront des instruments qui auront à jouer au niveau de l'information. C'est-à-dire, le délégué aux libertés, quand il s'apercevra qu'il y a eu une entorse qui a été faite non pas simplement aux lois, mais d'une façon générale à cet optimum de liberté que l'on peut souhaiter pour les individus, ou pour les groupes, comment est-ce qu'il interviendra ? Eh bien, il interviendra en faisant des rapports, en obtenant que les rapports soient effectivement publiés dans la presse ou dans les organismes de monopole de l'État ; il publiera chaque année, un peu comme la Cour des Comptes mais d'une manière qui sera plus lisible et plus accessible au public, un livre de remontrances où on saura quelles ont été toutes les distorsions au principe des libertés qui auront pu être pratiquées par les administrations ou par des organismes privés ; il y aura un système de blâmes. Bref, un appel continu à l'opinion, c'est-à-dire que c'est à l'intérieur du système de l'information que les fonctions prises par ces organismes trouveront leur place ».

Le paradigme de la « *santé mentale* » constitue une généralisation de cette logique politique d'extension du domaine du *judiciable* à tout citoyen en tant que psychiquement *vulnérable.*

Mais ce paradigme comporte également une fonction d'ordre économique et financier : autour de la « souffrance au travail », des marchés se constituent (l'expertise des CHSCT et désormais des CSE ; l'indemnisation des maladies professionnelles et des accidents du travail ; les cabinets de consultants en risques psychosociaux ; les contentieux du préjudice et leurs cabinets d'avocats spécialisés),et des logiques bureaucratiques et financières se mettent en place (gestion des cotisations d'accidents du travail et maladies professionnelles en matière de santé mentale ; cotisations pour la « *pénibilité* » ; consultations spécialisées des hôpitaux publics ;

produits d'assurance privée en matière de faute inexcusable ; substitution de l' « *éducation thérapeutique* » à l'acte psychiatrique).

La « santé mentale » organise ainsi des logiques de distribution du pouvoir et de la richesse, sous couvert et au nom d'un Bien, logiques qui témoignent d'une transformation radicale du paradigme du travail et de l'ordre politique inhérent au discours capitaliste : car les questions inhérentes à la délibération politique (qui exerce le pouvoir et pourquoi ? Comment répartir les richesses ? Qui est responsable de quoi ?) ne peuvent *en aucune manière* être articulées dans le cadre de ce paradigme, non pas en raison d'une carence qui pourrait être comblée par telle ou telle initiative, mais en vertu de la structure même dudit paradigme, structure qui est incompatible avec le sujet républicain, l'agent économique (entrepreneur ou travailleur), la représentation politique comme telle (essentiellement distincte de la représentation scientifique ou de la représentation morale).

S'agissant par exemple de la « souffrance au travail », n'est-il pas indispensable de penser des modes de coopération économique alternatifs au modèle bureaucratique dominant, d'inventer des relations professionnelles autres que le salariat, d'expérimenter des formes de service public ou de commerce qui échappent à la numérisation financière ? Plutôt que de spéculer sur la « *perversion narcissique* » des managers ou les ravages psychologiques attribuables à telle forme d'organisation du travail, n'est-il pas plus urgent de rechercher s'il est possible de structurer autrement qu'autour du lien hiérarchique une administration ou une entreprise, et si l'institution Eglise/Armée constitue un indépassable modèle ?

L'idéologie de la santé mentale, le discours des « risques psychosociaux », et leur idéal de *bien-être psychique* occultent l'espace *politique* où de telles questions peuvent et doivent être posées.

Dans le champ de la supposée « *santé mentale* », on ne saurait *penser*, ni *accueillir,* ni bien sûr *accepter*, l'Irréparable et l'Irréversible, le Dissymétrique et l'Incomplet, l'Indéfinissable et l'Imparfait, bref : ce qui fait le lot ordinaire du sujet humain.

De ce point de vue, l'illusion induite par ce paradigme infantilisant est plus lourde de conséquences que celle dont Freud prédisait l'avenir : en masquant au sujet qu'il dépend d'abord de lui-même de tenir l'équilibre instable entre ses pulsions et ses idéaux, son image et son désir, ses exigences et celles d'autrui ; en faisant accroire qu'il existerait un état de bien-être accessible à tous et à chacun, dont des experts connaîtraient la nature et enseigneraient le mode d'obtention ; en entretenant l'espérance en une existence débarrassée du manque et la croyance en une Garantie administrée par l'État, la médecine, ou une compagnie d'assurance ; le paradigme de la « santé mentale » ouvre la voie à un assujettissement d'une toute autre envergure que celui dont il prétend libérer le sujet.

loi juridique *vs* Loi symbolique

Le présent essai, qui vise à contribuer à l'analyse de l'idéologie de la santé mentale, ne saurait faire l'impasse sur la confusion, fréquente et fréquemment entretenue, entre la Loi au sens freudien du terme – disons pour faire bref : la loi de l'interdit de l'inceste en tant que fondatrice d'un ordre symbolique -, et la loi au sens juridique, et plus spécialement : au sens du Droit français.

Je suggère ici quelques éléments de distinction entre loi juridique et Loi symbolique, avant de présenter l'institution judiciaire comme située à l'interface de l'une et de l'autre ; je laisserai de côté la question, pourtant fondamentale, de la loi morale, et la problématique du surmoi.

A. Loi juridique et Loi symbolique, Loi de l'Autre et Loi de l'Identique.

La distinction de la loi juridique et de la Loi symbolique n'est pas toujours acquise, et l'idée (le fantasme) que la loi juridique - le Droit - est la traduction normale, voire « *la même chose* », que la loi symbolique, est au contraire assez répandue, quoique le plus souvent sur un mode non réfléchi.

Evoquons trois exemples de cette confusion.

S'agissant en premier lieu du principe de l'interdit de l'inceste, on voit périodiquement surgir dans les médias et sur la scène judiciaire l'idée que l'institution judiciaire et la règle de Droit seraient nécessaires pour que ce principe existe, ou que sa prévalence soit rétablie, notamment dans les affaires d'agressions sexuelles.

Or, sur le plan *juridique* -en Droit français du moins - l'interdit de l'inceste n'existe pas : un homme peut parfaitement coucher avec sa mère, si celle-ci est d'accord, sans qu'aucun des deux ne soit passible de poursuites pénales. Ce qui est *pénalement* (juridiquement) répréhensible, ce sont les agressions sexuelles ou les viols, avec un traitement juridictionnel spécifique lorsque la victime est mineure (i.e. âgée de moins de quinze ans), ou que l'infraction est commise par une personne ayant autorité, ou liée par un lien de parenté directe avec la victime. Par contre, dès lors qu'il s'agit de personnes majeures, consentantes, et jouissant de leur capacité juridique, aucune norme de Droit ne prévoit un quelconque interdit, et donc une quelconque sanction, en cas de relations sexuelles incestueuses.

L'interdit de l'inceste se déduit du fonctionnement du système de parenté, et tout un chacun - quelle que soit sa position et sa fonction dans la société - est parfaitement à même de le connaître, de l'énoncer, et de le faire exister socialement : il n'est nul besoin d'une *loi juridique* pour que la *Loi symbolique* existe, et nul besoin des juristes et de l'État de Droit pour *signifier* la Loi symbolique. L'intervention de l'autorité judiciaire en tant que telle n'est pas nécessaire à cette Loi, et la croyance contraire alimente la confusion entre l'ordre juridique et l'ordre symbolique – et peut-être cette confusion a-t-elle parfois un accent incestuel…

Un deuxième exemple de confusion entre l'ordre juridique et l'ordre symbolique est constitué par la pratique de l'injonction de soins, ou de l'*incitation*, selon le régime juridique de la mesure préconisée ou ordonnée. Dans ce cas, le système juridique investit le juge et/ou l'expert (médecin psychiatre, psychologue, etc.) du pouvoir d'ordonner une mesure, ou d'inciter le justiciable à décider « lui-même » d'une mesure, à caractère thérapeutique.

Il y a là une confusion entre le *sujet de Droit*, c'est-à-dire la personne juridiquement (socialement) tenue de répondre de son acte en encourant une peine, et le cas échéant une condamnation à dommages-intérêts à l'égard de la victime, et le sujet qui est en cause dans le traitement thérapeutique, à savoir le *sujet de l'inconscient*, le sujet qui souffre et qui jouit, qui se sent (ou non) coupable (consciemment ou inconsciemment), le sujet *agi* par le phénomène que les psychanalystes appellent la compulsion de répétition (spécialement avéré dans le phénomène de la récidive, mais qui ne s'exerce pas toujours « *au-delà du principe de plaisir* »...).

Le *sujet de Droit* est une fiction, une construction symbolique qui vise à organiser des relations sociales en fonction d'un ordre culturel (symbolique) particulier, à savoir un *système juridique*. De nombreuses sociétés ont existé sans aucun système juridique, et avec des normes issues de la coutume, des pratiques dites religieuses, etc.

Le sujet de Droit est une création de l'Occident (disons plus précisément : de la tradition hellénistico- latino-judéo-chrétienne), et non pas une entité universelle.

Au contraire, l'ordre symbolique est inhérent aux sociétés humaines, il en constitue le premier critère distinctif d'avec les sociétés animales.

Un troisième type de confusion entre *loi juridique* et *Loi symbolique* tient précisément à ce concept de loi.

Concernant d'abord la loi *juridique*, il faudrait distinguer ce syntagme en au moins deux sens : ce peut être le *système juridique*, les modalités d'établissement d'une norme qualifiée de « *Droit* », au sein d'une société qui comporte nécessairement un Etat, si du moins on suit l'enseignement de Hans Kelsen ; ce peut être également, en un sens plus restreint, la loi comme outil politique et juridique de structuration de la norme en régime parlementaire : en ce sens, plus technique, la loi est une des formes normatives dans un système juridique, aux côtés de la Constitution, du règlement, etc.

La Loi symbolique quant à elle correspond au langage, sous la réserve que j'évoquerai tout à l'heure quant à ce mot. En d'autres termes, c'est une loi « *anthropologique* »[22], qui peut être déclinée en différents *systèmes symboliques* (la langue, la parenté, la nomination, etc.), systèmes dont la combinaison définit une culture pour une société donnée, à un moment donné de son évolution.

De ce point de vue, on peut dire qu'entre les deux catégories de « lois », le caractère contraignant n'est pas le même : la loi *juridique* s'exerce dans un Etat donné, elle n'est pas universelle, et on peut ne pas la respecter, à ses risques et périls. La Loi *symbolique* par contre s'applique, sous la réserve évoquée ci-après, universellement, et nul n'a la possibilité de s'y soustraire, sauf à entrer dans la psychose, où Jacques Lacan voyait la manifestation d'une « *liberté négative d'une parole qui a renoncé à se faire reconnaître* »[23]. On ne peut pas ne pas être dans le langage, ou du moins dans certains langages, sauf encore une fois à sortir de la condition ordinaire de l'humanité, et non pas seulement de la *normalité* définie par telle ou telle société.

Sur la nature de la loi symbolique, j'évoquerai brièvement quelques aspects de celle-ci, à partir de l'enseignement de Jacques Lacan, mais aussi en décalage avec celui-ci[24].

---

[22] Je ne discute pas, dans le cadre de ce texte, de la pertinence de la fiction dite « *Homme* », pas plus que de la validité d'une discipline à prétention scientifique dénommée « *anthropologie* », et moins encore des conditions de possibilité d'une hypothétique « *anthropologie psychanalytique* » ; tel est néanmoins l'horizon dans lequel s'inscrit le présent essai.

[23] Jacques Lacan : Fonction et champ de la parole et du langage en psychanalyse. Ecrits. p.279

[24] Je reviendrai plus loin et plus amplement sur ces considérations ; je précise simplement, à l'intention des lecteurs de Lacan (et notamment, parmi ceux-ci, des psychanalystes lacanophones et/ou lacanophobes) qui estimeraient que les hypothèses avancées ici ne correspondent nullement aux conceptions dudit Lacan, voire constituent une dénaturation de celles-ci, que je suis parfaitement d'accord avec eux.

Le syntagme « *Loi symbolique* » renvoie à la dimension simultanément *créatrice* et *logique* du langage, en tant qu'il détermine la constitution du sujet, et celle des groupes sociaux.

Or, le langage n'existe pas, et ce *doublement*.

En premier lieu, ce mot désigne une *abstraction* qui n'a pas de réalité : ce qui existe, ce sont des systèmes symboliques concrets, tels que par exemple la langue française, la parenté des Nambikwara, ou le code de notation des sons musicaux - *le* « langage » n'a d'existence qu'à travers *des* langages particuliers.

En second lieu, le prétendu « *langage* » n'est pas *un* : il n'est pas possible de produire un concept unifié de tous les systèmes symboliques, de subsumer sous un même concept ce qui serait l'ensemble clos des ordres symboliques actuels ou virtuels.

Ces ordres se répartissent en effet en deux grandes catégories au moins : à savoir les systèmes symboliques avec Nom du Père, et les systèmes symboliques sans Nom du Père.

J'appelle « Nom du Père », par référence (et en écart) à la tradition catholique, et bien sûr à l'enseignement de Jacques Lacan, le mécanisme interne à *certains* systèmes symboliques (non pas à tous) par lequel ledit système définit une place, impersonnelle, pour un sujet quelconque. Par exemple, dans la langue française (et semble-t-il dans toutes les langues parlées), on dispose du système des pronoms pour dire « *je* » ; dans un système de parenté quelconque, il y a une place pour celui que les ethnologues désignent comme « *ego* » quand ils décrivent le système considéré ; dans le discours juridique français, il y a encore une place pour le sujet en tant que « *citoyen de la république* », tandis que les Anglais sont sujets de Sa Majesté la reine d'Angleterre.

Ces différents systèmes symboliques incluent ce mécanisme du « *Nom du Père* », et c'est l'intériorisation de ce mécanisme qui permet, entre autres phénomènes, la socialisation et la subjectivation des enfants.

Il existe par contre des langages dépourvus de « Nom du Père » : c'est par exemple le langage mathématique, qui fonctionne sans marquer aucune place pour un sujet quelconque, ou le langage musical, qui, bien qu'il puisse nous parler et nous faire danser, et bien qu'il soit inventé par des sujets eux-mêmes inscrits dans différents « *Noms du Père* », ne ménage aucun lieu pour un sujet, du moins en Occident (rien n'interdit de penser que dans d'autres aires culturelles, des systèmes musicologiques puissent comporter une telle place).

Ainsi, parler de « *la* » Loi symbolique est doublement impropre : puisque le symbolique n'est pas *Un*, et puisque la logique du symbolique comme tel diffère intrinsèquement selon au moins un critère, celui du « Nom du Père ».

Un autre caractère du symbolique tient à son incomplétude, au sens du théorème de Gödel. Celui-ci a démontré, comme on le sait, qu'un système symbolique ne peut être à la fois *consistant* (c'est-à-dire non contradictoire) et *complet* : s'il est complet, il comporte nécessairement des contradictions ; s'il est non contradictoire, il est nécessairement incomplet, ou encore *ouvert*.

Enfin, dernier caractère de la loi symbolique que j'évoquerai ici : elle fonctionne tantôt comme Loi de l'Autre et tantôt comme Loi de l'Identique.

Loi de l'Autre : l'expression s'entend de la dynamique interne de la Loi symbolique, en tant que dynamique *différentielle* - c'est la théorie saussurienne du signe, qui veut qu'un signe quelconque ne tire son *identité* que de sa *différence* avec tous les autres.

« Loi de l'Autre » : cela signifie également qu'il n'y a pas de loi propre, d'*auto-nomie*, que toute loi en tant que telle instaure une *hétéronomie*, et inscrit le sujet dans une dépendance radicale à l'endroit de cette altérité que la Loi présentifie comme « *Nom du Père* ».

Enfin, le syntagme « Loi de l'Autre » désigne le principe en vertu duquel toute « Loi symbolique » est logiquement polarisée par une altérité abstraite qui lui confère son effet et son sens : ainsi, tout système de parenté est organisé et orienté par un principe exogamique à défaut duquel il cesserait d'exister dès la troisième génération.

La Loi de l'Identique, à l'inverse, est celle qui ignore toute différence et toute altérité : c'est par exemple la loi entropique du second principe de la thermodynamique, ou encore la loi à laquelle Freud a donné le nom controversé de « *pulsion de mort* ».

La Loi de l'Autre est celle qui organise la logique d'un système de parenté, avec son corollaire nécessaire, à savoir l'interdit de l'inceste ; la Loi de l'Identique est au contraire celle qui régit un système foncièrement entropique - par exemple une secte ou une généalogie incestueuse.

De ce point de vue, on peut considérer qu'il n'y a d'interdit de l'inceste que pour autant qu'il y a d'abord un *impossible logique* : il serait *impossible* qu'un système de parenté quelconque fonctionne si, entre ascendants et descendants directs, la reproduction était *possible*, au sens de : *permise*. Si un fils s'unit à sa mère, leur enfant aura le statut d'être à la fois frère (ou sœur) de son père, et fils (ou fille) de sa mère ; c'est-à-dire que la construction de l'identité subjective en tant qu'*identité relationnelle* (c'est-à-dire symbolique, et pas seulement imaginaire) est alors impossible. L'Autre (en l'espèce : le système de parenté) impose sa loi.

Cet *impossible* se re-présente comme *interdit* dans les groupes humains, en vertu du narcissisme institutionnel de tout groupe, par lequel celui-ci prétend à la fois se doter d'une *identité* et se pourvoir d'une certaine *puissance* sur lui-même et sur son destin ; mais en réalité, c'est la structure, la logique même de l'Autre, présentifiée par le système contraignant de parenté, qui impose pour sa sauvegarde *en tant que système* la formulation d'un tel interdit.

C'est du moins ainsi que fonctionnent les systèmes symboliques *avec « Nom du Père »*, qui définissent à la fois *un sujet* (le sujet « social », ou « culturel », ou « anthropologique » abstrait) et *un groupe* (une tribu, une association, une nation, etc.)[25].

Je ne développe pas plus avant ce propos, et reviens à la question qui est mon fil conducteur, à savoir : qu'est-ce qui différencie loi juridique et Loi symbolique ?

Au regard de ce qui précède, disons que : la loi juridique - c'est-à-dire le système des normes en vigueur dans un Etat, et susceptibles de sanction par cet Etat - est *un* système symbolique *parmi d'autres* ; ce système comporte le mécanisme du Nom du Père, et donc un *effet sujet* : le sujet de Droit ; il est régi par un ou plusieurs principes de différenciation (la Loi de l'Autre) ou au contraire d'indifférenciation,

[25] On constate dans la modernité le développement d'un certain nombre de systèmes symboliques sans « Nom du Père », les « *réseaux sociaux* », par exemple, qui assurent une transition entre anciens systèmes symboliques et nouveaux ; il n'est pas invraisemblable que l'état humain implique à brève échéance l'effacement des systèmes de parenté d'autrefois, sous le triple effet des technologies génétiques, de la logique narcissique du « *droit à l'enfant* », et du caractère devenu dès lors superflu du mécanisme du « Nom du Père ». De ce point de vue, on peut s'interroger sur la persistance de l'interdit de l'inceste à l'horizon de deux ou trois générations, compte tenu de la décomposition contemporaine des systèmes de parenté et des dispositifs symboliques de la différenciation sexuelle dans un certain nombre d'aires culturelles.

ou d'entropie (la Loi de l'Identique) ; et enfin il peut être incohérent mais complet (ce peut être une manière de définir les systèmes de normes en régime dit *totalitaire*), ou cohérent mais incomplet (c'est le cas en principe des systèmes juridiques fondés sur la logique libérale du « *tout ce qui n'est pas interdit est permis* »).

J'en viens maintenant à la question de l'institution judiciaire.

B. L'institution judiciaire dans l'*entre deux lois*.

Un film diffusé en salles en 2015 illustre bien, tout à la fois, ce jeu entre *Loi symbolique* et *loi juridique* ; la manière dont l'institution judiciaire s'inscrit dans ce jeu ; et la représentation (le fantasme), dont ce film témoigne.

Ce film s'appelle « La tête haute » ; j'en résume brièvement le scénario.

Le premier plan-séquence montre une jeune mère accompagnée de ses deux enfants, dans le cabinet d'une magistrate, juge des enfants, interprétée par Catherine Deneuve. La maman – qui se révélera, au fil du film, immature, plutôt irresponsable, voire incestuelle – est manifestement débordée par les agissements du fils aîné, Malony, qu'elle traite avec autant de mépris qu'elle accorde d'attention aimante à son autre fils. Son vœu est manifestement de se décharger de la responsabilité de ce garçon turbulent, que l'on retrouve dix ans plus tard, devenu délinquant, et passant d'un éducateur à l'autre, d'une structure d'accueil à un centre spécialisé, au gré des acronymes et des décisions de l'institution judiciaire et de la « P.J.J. ».

Le film se déroule ensuite au rythme des frasques et des rencontres de l'adolescent Malony, semblable à une boule de métal renvoyée d'un bord à l'autre du *flipper* social, agité d'une excitation pulsionnelle et d'une angoisse également prégnantes, mais qui peu à peu va venir et revenir se cogner toujours sur deux pignons : à savoir le juge des enfants, et un éducateur (interprété par Benoît Magimel), lui-même ancien délinquant que la magistrate a *sauvé* du naufrage d'une existence qu'on devine difficile.

Après bien des péripéties, le jeune Malony, qui s'est ouvert à l'amour d'une jeune fille qui tombe accidentellement enceinte, devient père, d'abord en empêchant l'avortement décidé avec ou par la mère de ladite jeune fille, puis après l'accouchement, en allant présenter le nouveau-né à la magistrate.

Le film, réalisé par Emmanuelle Bercot, est intéressant et agréable à voir, avec des acteurs remarquables (le jeune Rod Paradot recevra le prix du « *Meilleur espoir masculin* » pour son interprétation du rôle de Malony) ; ce n'est pas un *grand* film, parce qu'il y manque notamment la dimension du mal comme tel.

On peut entendre le scénario comme la représentation cinématographique d'un transfert, au sens psychanalytique du mot, le petit délinquant trouvant en la magistrate un substitut maternel, et s'étayant de l'éducateur comme sur un grand frère[26].

On peut aussi comprendre le film, selon une lecture *psychanalysante*, comme une manière pour le jeune délinquant de faire l'apprentissage de la *Loi symbolique* à travers la confrontation à la *loi juridique.*

Au fil des rendez-vous avec le juge des enfants, mais également des situations avec des travailleurs sociaux, on observe que ces représentants de l'institution sont toujours vigilants sur les codes gestuels (se tenir droit ; retirer sa casquette ; prendre une main tendue ; etc.) ; sur les modalités de prise de parole (ne pas

---

[26] J'ai développé une interprétation du même type à propos d'un autre film (« *the King's speech : au sujet du transfert pédagogique* » in La Célibataire n°23. Hiver 2011).

interrompre celui qui parle ; ne pas employer des termes grossiers ou insultants ; etc.) ; sur l'énonciation des règles de vie sociale (s'excuser quand on a causé du tort ; accepter qu'il n'y a pas de négociation possible sur la règle ; encourir la sanction de la responsabilité de ses actes ; etc.).

Cependant, outre le discrédit de l'image paternelle, l'axe du film est constitué pour l'essentiel du rapport du jeune délinquant à la magistrate, valorisée et idéalisée non pas tant en *bonne mère*, qu'en *mère puissante*, par contraste avec le personnage de la mère incestuelle, qui n'a pas de nom dans le scénario et les dialogues.

De ce point de vue, le film comporte une représentation de l'institution judiciaire comme vecteur de la Loi *symbolique*, et non pas seulement *juridique* - il est à cet égard parfaitement en phase avec l'esprit du temps, et avec la logique qui s'affirme *à l'égard, au sein,* et *à l'insu* de l'institution judiciaire.

L'identification du *juridique* au *symbolique*, et réciproquement, relève d'une méconnaissance de la normativité propre de ces deux ordres, méconnaissance qui va de pair avec un fantasme d'omnipotence dont l'institution judiciaire est investie.

Au final, le film « *La tête haute* » conforte ce fantasme, et accompagne l'idéalisation contemporaine de l'institution judiciaire.

J'évoquerai à ce titre un film d'un autre genre, qui a donné lieu à une décision importante de la Cour Européenne des Droits de l'Homme.

Le 30 septembre 1997, la Cour d'appel d'Anvers condamnait deux prévenus, coupables de coups et blessures volontaires et, en ce qui concerne le premier, d'incitation à la débauche ou à la prostitution. Celui-ci fut condamné à un an d'emprisonnement et 100 000 francs belges (2 478 euros) d'amende avec sursis, assorti notamment de l'interdiction d'exercer pendant cinq ans toute fonction, emploi ou office public ; le second prévenu fut condamné à un mois

d'emprisonnement et 7 500 francs belges (185 euros) d'amende avec sursis.
Les faits étaient les suivants.

Le premier prévenu avait, pendant plusieurs années, développé avec son épouse des relations et pratiques sadomasochistes, auxquelles le second prévenu avait été associé. La violence de ces pratiques avait connu une escalade, jusqu'à une séance où la victime avait en vain et à plusieurs reprises crié « *stop* » ou « *pitié* », avant de s'évanouir de douleur ; la séance ayant été filmée - sans doute avec un certain scrupule dans la mise en scène mais selon un scénario assez brouillon…- et les prévenus ne contestant pas la réalité des faits, ceux-ci étaient indiscutablement établis ; le débat judiciaire ultérieur s'est donc déroulé dans une clarté parfaite au niveau des principes, sans être obscurci par des considérations de preuve, d'intention, etc.

Des poursuites judiciaires sont en effet déclenchées, non sur plainte de la victime, mais par suite d'une intervention judiciaire au sein du club échangiste fréquenté par les protagonistes, et saisie du film ; la juridiction nationale belge entre en voie de condamnation, de façon modérée du reste. Après rejet d'un pourvoi en cassation, les deux condamnés saisissent la Cour Européenne des Droits de l'Homme, en invoquant différents griefs tirés de la violation de la Convention européenne de sauvegarde des droits de l'homme ; j'évoquerai ici les deux principaux griefs, et la réponse apportée par la Cour, dans sa décision du 17 février 2005 (affaire K.A. et A.D. c/. Belgique).

Le premier grief avancé par les deux requérants, sur le fondement du principe de légalité des délits et des peines issu de la Déclaration des Droits de l'Homme de 1948, est que le délit de coups et blessures volontaires défini par le Code Pénal belge pouvait légitimement ne pas leur apparaître constitué, compte tenu de l'existence d'une tolérance qui se serait développée dans « *une société permissive,*

libérale et individualiste » ; les requérants soutenaient également que le consentement de la victime - qui n'avait pas déposé plainte et ne s'était pas constituée partie civile - retirait à leurs actes tout caractère délictueux.
La Cour européenne, sur le premier point, écarte l'argument, en observant notamment que le premier condamné, étant magistrat, pouvait difficilement ignorer que ces pratiques étaient susceptibles de tomber sous le coup de la loi, telle qu'interprétée par les juridictions nationales ; quant au second coupable, médecin de son état, il ne pouvait quant à lui méconnaître la gravité des sévices infligés à la victime.

Sur le second point, à savoir précisément le consentement de la victime, la Cour observe « *que les règles normalement reconnues pour ce genre de pratique n'ont pas été respectées par les requérants : non seulement de grandes quantités d'alcool ont été consommées lors de ces séances, ce qui leur a fait perdre tout contrôle de la situation, mais en outre ils auraient également ignoré que la victime criait* « pitié » *et* « stop », *mots par lesquels il aurait été convenu entre les intéressés que ceci devrait mettre fin aux opérations* ».

En d'autres termes, la Cour sanctionne le non-respect du contrat pervers, et donne donc une autorité juridique à ce contrat, sur le fondement de la Convention Européenne des Droits de l'Homme.

Le second grief avancé par les requérants est tiré quant à lui du droit au respect de la vie privée garanti par la Convention Européenne, et interdisant les ingérences abusives de l'État dans le périmètre protégé de la vie privée.

Après avoir relevé que l'expression « *vie privée* » inclut notamment « l'orientation et la vie sexuelles », la Cour énonce (je souligne) :

« *Le droit pénal ne peut, en principe, intervenir dans le domaine des pratiques sexuelles consenties qui relèvent du libre arbitre des*

individus. Il faut dès lors qu'il existe des raisons particulièrement graves pour que soit justifiée [au regard de la Convention européenne] *une ingérence des pouvoirs publics dans le domaine de la sexualité.*
En l'espèce, en raison de la nature des faits incriminés, l'ingérence que constituent les condamnations prononcées n'apparaît pas disproportionnée. *Si une personne peut revendiquer le droit d'exercer des pratiques sexuelles le plus librement possible, une limite qui doit trouver application est celle du respect de la volonté de la « victime » de ces pratiques, dont le propre droit au libre choix quant aux modalités d'exercice de sa sexualité doit aussi être garanti.*

Ceci implique que les pratiques se déroulent dans des conditions qui permettent un tel respect, ce qui ne fut pas le cas. En effet, à la lumière notamment des éléments retenus par la Cour d'appel, il apparaît que les engagements des requérants visant à intervenir et arrêter immédiatement les pratiques en cause lorsque la « victime » n'y consentait plus n'ont pas été respectées ».

Ainsi, du point de vue de la loi *juridique*, la seule limite posée en matière de sexualité tient au consentement des parties, et au contrat auquel elles ont souscrit ; toute référence à l'ancien « *ordre public* » et aux « *bonnes mœurs* » est abandonnée, de même que tout jugement « *moral* » sur les pratiques sexuelles quelles qu'elles soient[27].

---

[27] C'est sur la base du même principe du respect de la « vie privée » que la Cour Européenne des Droits de l'Homme a détricoté les législations des Etats de la Communauté qui donnait une assise juridique à la différence sexuelle cf. V. Calais : Choisir son sexe, un droit de l'homme ? La revue lacanienne. 2007. N°4. Le débat sur ce sujet a rebondi, en France, avec la publication du récit de Vanessa Springora, « Le consentement », en 2019, aux Editons Grasset.

À cet égard, relevons dans le raisonnement de la Cour Européenne la prévalence de la logique juridique du *contrat*, et l'idée explicitement articulée que l'autorité politique n'a en principe aucun motif d'intervenir dans la vie sexuelle des citoyens, laquelle ressortit entièrement au domaine de la « *vie privée* ». La loi juridique, en tant que loi de l'État, est donc neutralisée en la matière.

De la différence entre *loi juridique* et *Loi symbolique*, résulte une conséquence importante : à savoir que l'inscription dans la loi juridique n'est pas *par elle-même* significative d'une inscription dans la Loi symbolique ; inversement, le défaut d'inscription dans la loi juridique ne signifie pas *en soi* un défaut d'inscription dans la Loi symbolique.

Lorsque l'institution, en la personne d'un ou plusieurs de ses représentants, sanctionne d'une manière ou d'une autre la transgression de la loi *juridique*, on peut se demander comment elle se présente et se *re*présente *pour le sujet de cette loi*, c'est-à-dire à quel type d'Autre elle renvoie le sujet, et si ledit sujet peut trouver dans le discours de l'institution (ou de l'institution comme discours) une place dans l'ordre symbolique.

L'institution judiciaire et ses représentants peuvent se *présenter* et se *représenter* comme incarnant la Loi symbolique[28] : ceci est de

---

[28] Jean Clavreul écrit : « *En se considérant lui-même comme celui qui vient se substituer à l'autorité paternelle (qu'on ne manquera pas de découvrir défaillante), en croyant même qu'il administre une* castration symbolique, *en s'entourant d'une liturgie ancienne qui le fait apparaître comme puisant son pouvoir de la nuit des temps, le magistrat ne manque pas d'arguments pour justifier son action… bien qu'il sache que la prison est loin de constituer le lieu idéal où se pratique la morale civique et le respect de l'homme. Les instances juridiques de l'État et les instances judiciaires mettent en scène la jouissance du pouvoir, même si chacun peut individuellement s'en défendre. Mais ce pouvoir resterait sans effet s'il n'y avait pas une jouissance de la soumission* ». In « *Loi, éthique et psychanalyse* ». Éditions Hermann. 2014. p.39.

l'ordre du fantasme, et d'un fantasme d'omnipotence - il n'est au pouvoir de personne de représenter (ou de ne pas représenter) *volontairement* la Loi symbolique pour quelque sujet que ce soit. La Loi symbolique par définition s'exerce à l'égard du sujet (au sens du *sujet de l'inconscient*, et en particulier *sujet du sentiment de culpabilité*) comme à l'égard des représentants de l'institution, sans que nul ne puisse déterminer à l'avance l'effet et les modalités de cet exercice. Prétendre, ou décider, ou vouloir, etc. *représenter* ladite loi vaut précisément démenti de son assomption authentique.

Au niveau de l'institution elle-même, son fonctionnement retentit sur l'articulation du discours juridique et de l'ordre symbolique, et ce fonctionnement même *signifie* la Loi symbolique beaucoup plus clairement que le discours de l'institution : l'institution incapable de respecter la règle qu'elle énonce, ou la règle qui la fonde, peut ainsi conforter le sujet (le sujet de Droit, le sujet politique) dans la transgression de la Loi symbolique ou de la loi juridique.

Par exemple, une association d'accueil de femmes battues dont le directeur exerce un « *droit de cuissage* » sur les femmes accueillies, avec le silence complice de ceux qui savent et ne disent rien ; une juridiction dont un des magistrats est connu pour des pratiques sexuelles incompatibles avec sa qualité, et qui reste en fonctions ; ou encore une institution scolaire catholique qui pratique la maltraitance à l'égard des élèves - autant de situations où la réalité de l'institution témoigne de la viduité de la Loi symbolique, ou plutôt de sa représentation sociale.

On peut donc être en présence d'une institution qui fonctionne selon une loi symbolique, sans respecter la norme juridique (compte tenu de la complexité contemporaine du Droit et de l'ampleur contemporaine du phénomène bureaucratique, c'est le cas de nombreuses organisations, y compris l'Etat...) ; un groupe peut fonctionner à la fois conformément à la loi juridique et à la Loi symbolique ; une institution peut respecter la norme juridique, mais violer ou pervertir la Loi symbolique ; enfin, une institution peut violer tout à la fois la norme juridique et la Loi symbolique (par exemple une organisation mafieuse).

Le Marquis de Sade est allé jusqu'à écrire, dans ce qui est présenté comme un pamphlet (« *Français, encore un effort si vous voulez devenir républicains* » [29]), une Constitution républicaine fondée sur la violation systématique non seulement de la loi morale commune, mais de la Loi symbolique elle-même ; il préconise notamment que les femmes puissent à l'égal des hommes jouir « *de tous ceux qu'elles croiront dignes de les satisfaire* », et ajoute : « *Quels sont, je le demande, les dangers de cette licence ? Des enfants qui n'auront point de père ? Et qu'importe ! Dans une république où tous les individus ne doivent avoir d'autre mère que la patrie, où tous ceux qui naissent sont tous enfants de la patrie ?* » (p.58) ; et il précise un peu plus loin : « *l'inceste devrait être la loi de tout gouvernement dont la fraternité fait la base* » (p.64).

Pour en revenir à la Cour Européenne des Droits de l'Homme, l'affaire évoquée ci-dessus, et plus généralement l'examen de sa jurisprudence, témoignent que cette institution s'est arrogée un pouvoir non seulement supérieur à celui des Etats, ce qui est inhérent à son statut juridique et à sa fonction juridictionnelle, mais encore arbitraire voire tyrannique, c'est-à-dire qui ne se reconnaît aucune norme susceptible de limiter son exercice[30].

---

[29] Entre autres éditions : Editions de l'Herne.2009. Jacques Lacan a montré que cette « *loi de jouissance* » était parfaitement compatible avec la conception kantienne de la loi, voire plus conforme à l'idéal universaliste inhérent à cette conception que la raison pratique de Kant.cf : « *Kant avec Sade* ». Ecrits p.765 s.

[30] « *Comment s'exerce une tyrannie ? En étant imprévisible, aléatoire, capricieuse. Le tyran ne se recommande que de lui-même ; rien ne le lie, rien ne le contraint ; ce qui était valable hier ne le sera plus aujourd'hui mais le sera*

S'affirme ainsi une logique qui est celle de l'omnipotence et de l'omniscience : sous couvert de l'*indépendance* de l'institution judiciaire, c'est en réalité la logique entropique de toute bureaucratie qui gagne l'institution, quoiqu'en disent, quoiqu'en pensent, et quoi que fassent des magistrats dévoués, compétents, capables d'écoute et de discernement – et qui parfois se suicident, eux-aussi…

Cette logique a été décelée par Michel Foucault lorsqu'il pointait, dans le texte précité, l'extraordinaire extension des missions confiées à l'institution judiciaire - ce qu'il appelait le domaine du *judiciable* - par exemple en matière de consommation, diffusion de l'information, conflits du travail, procédure d'internement pour troubles mentaux, protection des populations fragiles, etc.

Qu'en est-il de l'incidence de cette évolution contemporaine sur la position du sujet ?

Le *sujet* est impensable sans la dimension de l'assujettissement, et cet assujettissement est lui-même l'effet d'une *loi* : au-delà de la soumission à un maitre, il y a subordination à une loi, et ceci s'exprime aussi bien dans l'ordre symbolique que dans l'ordre juridique.

Le « *vrai maître* », c'est la Loi symbolique, et chaque « *petit maître* » (chef de service, patron, directeur général, président de la république, etc.), en tant qu'il représente l'institution, (n') est (que) le signifiant de ce grand Autre, de la Loi *en tant que telle*.

Mais le maître, c'est aussi la loi de la castration universelle, telle du moins qu'elle était structurée depuis la révolution mosaïque du

---

peut-être demain. Le maître mot de la tyrannie c'est l'incertitude, celui de la démocratie, la sécurité, la prévision raisonnable ». Cf. Bernard Edelman Avocat au Barreau de Paris : « *La Cour Européenne des Droits de l'Homme : une juridiction tyrannique ?* ». Recueil DALLOZ 2008. Numéro 28.

monothéisme, celle qui fait limite au narcissisme, et qui conditionne la socialisation, et les modalités d'une *jouissance bien tempérée*, par exemple celle du « bon père de famille » du premier Code civil.

Cette castration, inhérente à la loi symbolique, la psychanalyse enseigne que le sujet pervers la récuse, parce que fondamentalement il tient et maintient un Autre omnipotent, omniscient, omni-aimant ; le sujet pervers vit dans le sentiment de ne pas y être soumis, à la loi, à l'exception des autres, et ce sentiment se conforte de son savoir-faire dans ce que l'on appelle dans la langue ordinaire « *la manipulation d'autrui* », et que je préfère pour ma part qualifier de *maniement du transfert*.

Or, la position perverse n'est pas la seule à procurer au sujet le sentiment d'être au-dessus de la loi, ou d'en être quitte avec elle.

J'évoquerai par exemple le *sujet préjudicié*, la victime, dont Freud écrivait :

> « *Si l'on exige ainsi des malades un renoncement provisoire à telle ou telle satisfaction de plaisir, un sacrifice, un consentement à prendre temporairement sur soi une souffrance en vue d'une fin meilleure, voire seulement la résolution de se soumettre à une nécessité valable pour tous, on rencontre certaines personnes qui, avec une motivation particulière, se rebellent contre une demande si abusive. Elles disent qu'elles ont connu assez de souffrances et de privations, qu'elles peuvent prétendre à se voir épargner de nouvelles exigences, qu'elles ne se soumettront plus à aucune nécessité*

désagréable, car elles sont des exceptions et entendent bien le rester »[31].

Cette position d'exception, que l'idéalisation contemporaine des victimes et la multiplication indéfinie de « statuts de victime » légalement encadrés et protégés contribue à généraliser, atténue chez le sujet le sentiment de sa dépendance à la loi (juridique, mais également symbolique), et renforce sa conviction d'être auto-suffisant, auto-nome, auto-engendré.

Puisque désormais l'autorité judiciaire et la République promettent la réparation intégrale du préjudice quel qu'il soit, comment le *sentiment de l'irréparable* – et la responsabilité qui en est corrélative – pourrait-il surgir et s'affirmer ?

Cependant, outre la manière du sujet pervers et celle du sujet préjudicié, outre la position paranoïaque et la posture technocratique, la meilleure manière de ruser avec la loi ne reste-t-elle pas celle du Rabin Ben Zwi ?

Le Rabin Ben Zwi avait terriblement envie de manger du jambon.

« *Tout en jetant des regards alentours, il s'était faufilé dans une charcuterie chrétienne et avait désigné un jambon frais et rose :*

- *Combien coûte ce poisson au kilo ?*
- *Ceci est du jambon, Monsieur, répliqua le charcutier.*
- *Je ne te demande pas le nom de ce poisson, mais son prix !* »[32].

---

[31] Sigmund Freud : Quelques types de caractère dégagés par le travail psychanalytique. O.C.F. XV.2002. p.16. Voir aussi Paul Laurent Assoun : Le préjudice et l'idéal. Éditions Anthropos. 1999.

[32] Angel Wagenstein : « *Le Pentateuque ou les cinq livres d'Isaac* ». Editions L'Esprit des péninsules. p.242.

L'invention du « harcèlement moral »

Retour réflexif sur la genèse d'un dispositif politique

J'examine ici le concept de « harcèlement moral », à la fois dans ses contours et sa consistance intrinsèques, et en tant qu'entité constitutive d'une représentation « psychosociale » : à un moment donné (1998) et dans un espace politique et culturel bien circonscrit (la France), un certain nombre de discours ont ambitionné de rendre compte – et d'abord : rendre visibles et audibles - de phénomènes surgis dans les univers de travail, et d'instituer des méthodes, des normes, des procédures, visant à modifier ces phénomènes.

Le concept de « harcèlement moral »[33] vise en effet, tout ensemble, à identifier et qualifier des pratiques et des situations, principalement dans le monde du travail, et à légitimer l'intervention d'un certain nombre d'acteurs pour corriger ces pratiques et modifier ces situations ; il procède d'une réorganisation politique de l'espace symbolique et imaginaire du travail, réorganisation qui s'est produite – dirais-je en paraphrasant de nouveau Michel Foucault (cf.p.33) - lorsqu'une nouvelle écoute « *s'est arrêté[e] sur la souffrance des hommes* », et des femmes, au travail.

Cette plainte du travailleur, antérieurement accueillie et réflexivement structurée dans les registres explicitement politique (l'exploitation capitaliste et la mission historique du prolétariat), syndical (la lutte ouvrière et les solidarités du travail), religieux (le catholicisme social, du patronat paternaliste à la C.F.T.C.), et médico-judiciaire (la prévention et la réparation des accidents du travail et des maladies professionnelles) ; cette rumeur humaine accompagnant de son brouhaha les travaux et les jours ; cette litanie

---

[33] Je n'évoque pas ici les concepts de « perversion narcissique » et « harcèlement moral » tels qu'ils ont été initialement forgés, dans un champ clinique et théorique rigoureusement défini, par des psychanalystes tels que Samuel Lepastier ou Paul-Claude Racamier, mais la version idéologique qu'en ont diffusé différents auteurs, souvent en fonction de leur position de médecins.

de souffrances et de morts dont les lois, les mémoires, et les livres d'histoire gardent la trace ; voici qu'elle commence, au début des années 2000, d'être entendue sur une fréquence inhabituelle.

Certes, la dimension morale des *douleurs du travail* - avec l'ambiguïté que comporte cette locution - n'était pas ignorée des discours de jadis : célébrée comme martyr ou reçue comme peine, signe de l'abnégation ou symbole du courage, cette dimension paraît au contraire coextensive à l'univers judéo-chrétien, à la sauvagerie du capitalisme industriel du XIXe siècle, à l'enrôlement de masses croissantes de la population dans la spirale infernale d'un labeur mortifère.

Ce qui change avec le « fabuleux destin »[34] , le « succès inattendu »[35] du harcèlement moral, ce n'est pas, ou pas seulement, la transformation d'une lecture *politique* et *collective* des relations de travail en une représentation *psychologique* et *individuelle* de celles-ci ; ce n'est pas non plus, ou pas seulement, la prise en compte d'une souffrance autre que strictement physique et l'accueil d'une souffrance psychique longtemps méconnue ; ce n'est pas enfin, ou pas seulement, la mobilisation des opinions et des émotions au service d'un projet législatif.

Représentation (imaginaire et symbolique, comme toute représentation) des univers de travail, des acteurs du travail, des processus de travail - en tant que cette représentation détermine en retour la position de ces acteurs, la nature de ces processus, les contours de ces univers - le syntagme « harcèlement moral » - et plus

---

[34] Bruno Platel et Thierry Viala : Le fabuleux destin du concept de harcèlement moral. La Semaine Juridique Entreprise et Affaires - 16 Mai 2002 - n° 20

[35] Jean-Pierre Le Goff : Que veut dire le harcèlement moral ? Première partie : genèse d'un syndrome. Le débat.2003/1 (n° 123), pp. 141 à 161

largement la catégorie des « risques psychosociaux » dont ce syntagme apparaît, historiquement, comme la figure de proue et l'archétype - accompagne et signale à la fois une rupture majeure dans les discours et les relations de travail.

L'entité « harcèlement moral » s'inscrit désormais à l'intersection de quatre discours, ou si l'on préfère de quatre logiques :

- le discours des experts et des universitaires, qui a pour objet d'élaborer le corpus des concepts et des méthodes permettant d'identifier le phénomène, d'en analyser les formes, d'en mesurer l'extension et la gravité, et de fournir des outils d'évaluation en vue soit de la mise au point de dispositifs de prévention, soit de la mise en œuvre de sanctions ; la logique de ce discours est celle du savoir et du savoir-faire ;

- le discours normatif, constitué d'un ensemble de normes découlant du premier discours, et visant à prévenir et sanctionner le harcèlement moral, considéré comme un « *risque psychosocial* » inhérent à toute organisation de travail quel que soit son statut juridique et son domaine d'activité, et à favoriser la réalisation d'un certain nombre d'idéaux (bientraitance, bien-être au travail, etc.) dans les univers professionnels et les relations de travail ; la logique de ce discours est celle de l'idéal ;

- le discours des travailleurs salariés, qui se présente soit spontanément (plainte et dénonciation individuelle ou collective), soit structuré dans le cadre d'enquêtes de terrain, de récits cliniques, ou d'analyses statistiques, et débouchant sur la formation d'une représentation d'une situation sociale donnée, pour un sujet ou un groupe de sujets déterminés ; ce qui prévaut dans ce discours, c'est la logique de la subjectivité souffrante, que cette souffrance soit exprimée par un sujet ou un collectif, ou qu'elle se signifie au travers d'instruments de mesure ;

- le discours politique, tenu par les détenteurs d'un pouvoir, avec d'une part le volet managérial, essentiellement porté par les DRH et leurs conseils, et d'autre part le volet étatique, (incluant les médecins du travail) ; c'est le discours de ceux qui arbitrent entre les trois discours précédents, régulent leur compétition, négocient leur articulation ou leur disjonction, etc. La logique de ce discours est celle du pouvoir, décliné en décisions ou en « avis » et « incitations », et portant non seulement sur les conditions du travail ou le « climat social », mais sur l'exercice même du pouvoir dans l'organisation considérée.

Certes, ces discours ne sont pas étanches l'un à l'autre : bien au contraire ils se nourrissent l'un l'autre, s'interpénètrent, se répondent, en une polyphonie, une symphonie où le chœur des voix humaines s'élève, selon la partition écrite par le musicien et le rythme décidé par le chef d'orchestre, soutenu par les violons et la timbale.

Je crois possible cependant de discerner les logiques spécifiques dont ces discours procèdent, et de structurer à partir de leur repérage une lecture de l'entité « harcèlement moral » comme représentative du « risque psychosocial ».

Trois aspects seront plus particulièrement évoqués ici :

- l'inscription d'un ensemble de phénomènes sociaux dans la logique du risque social : après la maladie et la vieillesse, le chômage et l'accident du travail, plusieurs entités émergent au début des années 2000 pour constituer les « risques psychosociaux » : stress, épuisement professionnel, traumatismes psychiques liés au travail, et bien sûr harcèlement moral ;

- de cette inscription découle la mise en place de dispositifs de prévention, de réparation, et de répression inédits : de même que la législation sur les accidents du travail, en substituant une responsabilité pour risque à une responsabilité pour faute, a fait entrer les discours et les pratiques, les mentalités et les sensibilités, dans l'ordre assurantiel, de même l'insertion du harcèlement moral dans un corpus de normes juridiques, de pratiques managériales, et de recommandations psychosociologiques accompagne la modification, dans sa structure et dans sa logique, du travail même ;

- et dès lors, on constate non seulement l'émergence de contentieux nouveaux ou l'apparition de nouvelles institutions, l'adjonction de normes nouvelles aux anciennes ou la modification des savoirs et des compétences antérieurement requis, mais plus largement la mise en place et l'affermissement d'une nouvelle gouvernementalité. Disons, pour faire image, que la norme dite « charte éthique » s'ajoute à la norme dite « règlement intérieur », et que la logique normative elle-même se modifie, l'ajout de la « charte éthique » au « règlement intérieur » apparaissant de ce point de vue comme *effet* et *symptôme* d'une mutation souterraine de cette logique, au moins autant que comme *agent* de cette mutation. D'où un *sujet du travail* d'un type nouveau, des institutions anciennes dotées de nouveaux moyens et champs d'intervention (le CHSCT, puis le C.S.E, et ses experts par exemple), des pratiques inédites de pouvoir et d'organisation.

Dans le cadre de ce chapitre, j'interrogerai donc l'entité « harcèlement moral » dans son appartenance à la catégorie plus générale des « risques psychosociaux », en tant que cette entité et cette catégorie procèdent l'une et l'autre d'une logique politique, c'est-à-dire d'une autre manière de penser les collectifs de travail, d'y définir les conditions d'exercice du pouvoir, d'en établir les normes de référence, d'en répartir les places.

J'évoquerai en premier lieu les contours, la consistance et la constitution historique de l'entité « harcèlement moral » ; je chercherai ensuite à définir la catégorie du « risque psychosocial » et les enjeux politiques des « risques psychosociaux ».

A. Contours, consistance et constitution historique de l'entité « harcèlement moral ».

a. Phénoménologie du risque

Le phénomène du « harcèlement moral », en tant que « risque psychosocial » susceptible d'être identifié, évalué, anticipé, et le cas échéant sanctionné, comporte différentes définitions selon les auteurs. J'en citerai quatre :

> « *Le concept de mobbing définit l'enchaînement, sur une assez longue période, de propos et d'agissements hostiles, exprimés ou manifestés par une ou plusieurs personnes envers une tierce personne (la cible). Par extension, le terme s'applique aussi aux relations entre les agresseurs et leurs victimes... Les caractéristiques du mobbing sont les suivantes : confrontation, brimades et sévices, dédain de la personnalité et répétition fréquente des agressions sur une assez longue durée* »[36]

> « *Le harcèlement moral au travail se définit comme toute conduite abusive (gestes, paroles, comportements, attitudes...) qui porte atteinte, par sa répétition ou sa systématisation, à la dignité ou à l'intégrité psychique ou*

---

[36] Définitions issues respectivement de : Heinz Leymann : Mobbing - la persécution au travail. Éditions du Seuil. 1996. p. 27 ; Marie-France Hirigoyen : Le harcèlement moral dans la vie professionnelle – démêler le vrai du faux. Éditions Syros/Pocket p.18 ; Ariane Bilheran. Le harcèlement moral. Armand Colin. 2006. p.7 ; Pascale Desrumaux : Le harcèlement moral au travail : réponses psychosociales, organisationnelles et cliniques. Presses Universitaires de Rennes 2011.p. 25.

physique d'une personne, mettant en péril l'emploi de celle-ci ou dégradant le climat de travail »

« *Le harcèlement vise la destruction progressive d'un individu ou d'un groupe par un autre individu ou un groupe, au moyen de pressions réitérées destinées à obtenir de force de l'individu quelque chose contre son gré et, ce faisant, à susciter et entretenir chez l'individu un état de terreur* ».

« *Nous définissons le harcèlement moral au travail comme un processus psychologique induit dans un contexte de travail, se caractérisant par une synergie durable et répétée d'agissements destructeurs portant atteinte aux relations, aux conditions de travail et à l'intégrité d'un salarié et aboutissant à une souffrance pouvant mettre en péril sa santé psychique et physique* ».

À l'exception d'Ariane Bilheran, qui évoque un processus à l'égard d'un groupe, les auteurs s'accordent pour définir le harcèlement moral par référence à une personne prise pour cible - électivement : un salarié (ou un agent de la fonction publique).

Le Code du travail, en son article L. 1152-1, définit le « harcèlement moral » par un interdit : « *Aucun salarié ne doit subir les agissements répétés de harcèlement moral qui ont pour objet ou pour effet une dégradation de ses conditions de travail susceptible de porter atteinte à ses droits et à sa dignité, d'altérer sa santé physique ou mentale ou de compromettre son avenir professionnel* ».

Cette définition légale, fruit des compromis et des tâtonnements qui ont jalonné l'élaboration de la loi dite de modernisation sociale du 17 janvier 2002, d'où cette définition est issue, procède par inférence

: l'objet ou les effets du comportement incriminé déterminent la nature de celui-ci, et son existence même.

La même technique légistique est employée dans d'autres domaines du Droit.

Ainsi, le Code de la consommation énonce, en son article L.121-1, qu' « *est interdite toute publicité comportant, sous quelque forme que ce soit, des allégations, indications ou présentations fausses ou de nature à induire en erreur, lorsque celles-ci portent sur un ou plusieurs des éléments ci-après ; existence, nature, composition, qualités substantielles, teneur en principes utiles, espèce, origine, quantité, mode et date de fabrication, propriétés, prix et conditions de vente de biens ou services qui font l'objet de la publicité [...]* ».

D'autres types, d'autres formes de définition juridique existent, qui procèdent d'une autre technique légistique.

Par exemple, l'article 222 – 22 du Code pénal énonce : « *Constitue une agression sexuelle toute atteinte sexuelle commise avec violence, contrainte, menace ou surprise* » ; l'article 544 du Code civil dispose : « *La propriété est le droit de jouir et disposer des choses de la manière la plus absolue, pourvu qu'on n'en fasse pas un usage prohibé par les lois ou par les règlements* » » ; le Code de l'environnement, en son article L. 110-1, définit la « *biodiversité, ou diversité biologique, [comme] la variabilité des organismes vivants de toute origine, y compris les écosystèmes terrestres, marins et autres écosystèmes aquatiques, ainsi que les complexes écologiques dont ils font partie*».

Au contraire de ces trois entités (« agressions sexuelles », « propriété », et « biodiversité »,) le discours juridique ne donne pas à proprement parler une définition de la « publicité mensongère » ou du « harcèlement moral » tels que ces phénomènes existeraient *en eux-mêmes.*

Par sa structure discursive, sa forme même, la définition légale du « harcèlement moral », comme celle de la « publicité mensongère », induit mécaniquement trois conséquences :

- elle suppose en premier lieu l'existence d'un *sujet-victime* du comportement incriminé (salarié harcelé ou consommateur trompé) ; la dimension collective est donc *a priori* hors champ, tandis que la victime supposée est au premier plan ;

- elle nécessite la caractérisation d'actes positifs, tels que des « allégations » ou des « présentations fausses » en matière de publicité mensongère, ou des « agissements répétés » (pas autrement définis) pour le harcèlement moral ;

- enfin, elle impose d'établir l'existence soit d'une erreur du consommateur pour la publicité mensongère, soit, pour le harcèlement moral, d'une atteinte aux droits ou à la dignité du travailleur, d'une altération de sa santé physique ou mentale, ou d'une mise en cause de son avenir professionnel.

La centration du harcèlement moral sur la victime et son préjudice s'avère ainsi inhérente à la définition légale du phénomène ; à l'inverse, l'absence de définition et d'énumération des actes positifs caractéristiques du comportement prohibé (les « agissements répétés ») ouvre la voie à une extension indéfinie de la définition (n'importe quel acte, s'il est répété et comporte pour une victime l'un des préjudices légalement énumérés, est constitutif d'un « harcèlement moral »). Il en va de même de l'absence de toute référence à l'auteur du harcèlement.

Ce double vide légal - quant à l'auteur et quant à la nature des agissements - appelle nécessairement des investigations approfondies quant à l'auteur potentiel et quant aux actes incriminés. La focalisation sur la victime et le préjudice génère quant à elle un devoir de recherche tout aussi approfondie dans le champ du « dommage psychique », de « l'atteinte aux droits ou à la dignité », ou du « préjudice de carrière » (alors même que le concept de carrière n'a pas d'existence juridique en dehors des trois fonctions publiques).

Les conditions étaient ainsi légalement créées pour ouvrir de vastes perspectives aux « experts-psy » et aux juges. De fait, depuis l'entrée en vigueur, en 2002, de la loi prohibant le harcèlement moral, le contentieux a connu une expansion remarquable, concrètement constatée par les acteurs, mais difficile à évaluer précisément, eu égard à la carence des données statistiques disponibles.

Il apparaît, avec le recul d'une quinzaine d'années de pratique judiciaire, que :

- les demandes indemnitaires en réparation d'un harcèlement moral, présentées devant la juridiction prud'homale (pour les salariés du secteur dit privé) ou le tribunal administratif (pour les fonctionnaires), à titre accessoire ou à titre principal, concernent tous les secteurs d'activité et les statuts juridiques des demandeurs (à l'exception semble-t-il des salariés agricoles) ;

- le volume des affaires et l'évolution des procédures dépendent étroitement des décisions des juridictions suprêmes (Cour de Cassation et Conseil d'État), qui restreignent ou élargissent le périmètre d'application de la définition légale du harcèlement : l'exigence ou non d'un élément intentionnel ; la consistance et les modes de preuve acceptés ou rejetés ; la nature et la durée des agissements retenus ; l'étendue et la nature des responsabilités de l'employeur et du « harceleur » ; etc. – autant de facteurs contribuant au flux et au reflux des plaintes et des dossiers contentieux.

Au-delà de cette stricte dimension individuelle, la caractérisation d'un « harcèlement moral » peut faire fonction d'indice d'un malaise, d'un état latent de crise, voire même d'un fonctionnement collectivement « pervers » pour un groupe considéré. L'installation d'une relation individuelle de travail présentant les caractéristiques d'un « harcèlement moral » sert alors de révélateur, dans une logique d'inférence indiciaire à un double niveau :

- au premier niveau, des signes identifiables impliquent de caractériser l'existence d'une situation de « harcèlement moral » ;

- au second niveau, cette situation vaut elle-même comme signe et indice d'un collectif dégradé.

D'où une double sémiologie, s'exerçant sur deux registres (individuel/groupal), articulées l'une à l'autre mais relevant de logiques distinctes, et mobilisant éventuellement des acteurs différents : si l'intervention du CHSCT (ou, désormais, de la commission *ad hoc* du C.S.E) est exclue dans les situations strictement individuelles, cette instance peut se saisir, à partir de situations individuelles prises comme symptômes, et dans le cadre de ses compétences en matière de « prévention des risques psychosociaux », d'une problématique collective, en mobilisant le cas échéant le recours à un expert.

Dans le cadre d'une démarche de prévention, à l'inverse, l'analyse du collectif peut permettre de faire surgir les indices de situations individuelles de harcèlement moral qui n'auraient pas été antérieurement dénoncées, voire dont les victimes elles-mêmes n'auraient pas conscience.

Le questionnaire de Karasek, notamment utilisé dans l'enquête SUMER[37], comporte par exemple l'énoncé de différents

---

37 Enquête « Surveillance médicale des expositions aux risques professionnels » dite SUMER, co-pilotée par la DARES et les instances de l'Inspection Médicale du Travail ; la dernière campagne remonte à 2016/2017.

comportements susceptibles de caractériser un harcèlement moral (« *quelqu'un critique injustement votre travail ; vous êtes chargé de tâches inutiles ou dégradantes ; vous êtes empêché de vous exprimer* » ; etc.).

Au-delà de la recension de comportements plus ou moins objectivables, une autre technique d'analyse consiste à évaluer non des situations, mais les jugements portés sur celles-ci par les acteurs eux-mêmes. En travaillant sur la représentation que les salariés et les responsables hiérarchiques se font de leurs relations ou de leurs comportements ; en analysant les jugements portant sur l'équité ou la responsabilité d'une pratique[38] ; ce type d'analyse vise à mieux mesurer l'influence de différents facteurs sur la perception, par les intéressés, de leurs comportements ou de ceux d'autrui, et de dépasser le subjectivisme que le syntagme « harcèlement moral » peut induire.

Evidemment, ces techniques statistiques dérivées de la sociologie ne mesurent que des ressentis, des représentations, des opinions, dont la quantification ne produit qu'une illusion d'objectivité et un simulacre de vérité groupale : l'application de telles techniques lors du procès des sorcières de Salem aurait inévitablement conduit au résultat historiquement avéré.

Quoi qu'il en soit, le syntagme « harcèlement moral » comporte une ambiguïté fondamentale : s'agit-il d'une sorte d'« entité clinique », réunissant en une même catégorie différents comportements subjectifs et relationnels, à la manière dont le terme de « perversion » rassemblait, dans la nosographie psychiatrique classique, différentes pratiques sexuelles considérées non pas tant comme

---

[38] Pascale Desrumaux : Harcèlement moral au travail, survictimation et problèmes du harceleur : quand les victimes sont jugées aussi responsables que leurs harceleurs. « Les Cahiers Internationaux de Psychologie Sociale ». 2007/1 Numéro 73. pp. 61 à 73.

déviantes que comme caractéristiques d'une certaine structuration psychique de la sexualité ?

Ou bien est-on au contraire en présence d'un nouveau type d'interdit, correspondant à une modification contemporaine des normes morales, et prohibant des comportements « antisociaux » attentatoires à la « dignité de la personne » au-delà des seules manifestations de violence physique objectivement caractérisables ?

Le qualificatif « moral », utilisé pour différencier ce harcèlement-là du harcèlement « sexuel » (et, ce faisant, masquer la dimension sexuelle de tout « harcèlement »), amplifie la connotation réprobatrice inhérente à la nomination/stigmatisation du phénomène ; plus profondément, c'est l'articulation signifiant/référent qui est en cause : à l'instar de syntagmes tels que « joie mauvaise », « plaisir pervers », ou « pratique vicieuse », la nomination vaut d'elle-même jugement moral : impossible de nommer le phénomène sans *ipso facto* le dénoncer et le condamner.

Ainsi est-ce dans sa structure discursive elle-même que l'expression ménage les places de victime et de coupable, et s'inscrit dans le registre du discours moral : comme l'écrit Jean-Pierre Le Goff, « *le harceleur moral, pervers narcissique agissant au quotidien, a tous les traits de la figure du Malin ; à l'inverse, la victime a les traits de l'innocence, de la fragilité et de la souffrance.* » [39]

Le même auteur ajoute, concernant les analyses de Christophe Dejours dans son « Souffrance en France » :

> « *L'ensemble du dispositif d'encadrement est régi de part en part par la recherche d'une participation au mal qui devient désormais le thème clé de l'interprétation.*

[39] Jean-Pierre Le Goff : Que veut dire le harcèlement moral ? I : Genèse d'un syndrome. Le débat.2003/1 (n° 123), p.145.

L'auteur reprend la notion de « banalité du mal », mis en avant par Hannah Arendt, en lui faisant subir, comme il le dit lui-même, un « glissement sémantique ». La « banalisation du mal », processus considéré comme un phénomène en soi, disjoint des finalités spécifiques des activités, permet de mettre en parallèle le « management par la menace » et les camps de concentration, en considérant les massacres nazis et la participation aux licenciements comme relevant d'un même mécanisme »[40].

En réalité, la locution « harcèlement moral » comporte un amalgame entre deux types de jugement distingués par la tradition rationaliste européenne : à savoir le jugement d'existence et le jugement de valeur.

Le jugement d'existence a pour objet de dire la réalité, de l'identifier, et donc de la structurer discursivement pour qu'elle se prête au travail du penser. Le jugement de valeur a pour objet l'énonciation d'une évaluation, portant sur une action ou sur une qualité de la chose, voire sur la chose elle-même, d'un point de vue moral, ou au regard d'un objectif normatif pris pour but[41].

Le qualificatif « moral » inscrit dans le registre de la moralité ce qu'il en est des comportements analysés : il s'agit à la fois de repérer et de stigmatiser, d'identifier et dénoncer, de nommer et de juger. D'où

---

[40] Jean-Pierre le Goff I. op.cit. p.152

[41] C'est cette distinction, découverte chez Brentano, que Freud utilise pour théoriser le mécanisme de la dénégation, (dont Jean Hippolyte fera un « commentaire » à la demande de Lacan, lequel fera une « réponse » reprise et développée dans les « Ecrits »). Cette distinction participe à l'invention du principe de réalité, à la constitution dans les mentalités européennes d'une entité « réalité » dont l'existence dans toutes les cultures n'est nullement attestée, bien au contraire : en réalité, il y a peu de réalité...

l'enjeu de la définition en tant que telle : si dans le discours rationaliste une *définition* relève du *jugement d'existence* et une *condamnation* du *jugement de valeur,* dans l'univers de discours dont relève le syntagme « harcèlement moral », la définition n'a pas seulement pour fonction d'identifier le phénomène, mais également de circonscrire son périmètre, de départager le bien du mal, de délimiter le tolérable et l'intolérable, bref : d'ordonner une lecture *morale* de la situation sociale, considérée du point de vue d'un idéal informulé de « santé mentale » à laquelle le « harceleur » porterait atteinte.

D'où aussi la confusion qui règne en la matière, et la nécessité de « démêler le vrai du faux », comme le docteur Hirigoyen prétendra s'y employer en 2002, après le déchainement médiatique provoqué par son premier opus en 1998.

D'où aussi le double appel : aux experts et aux juges, pour poser des diagnostics, analyser des comportements, évaluer des actes et des intentions. Puisque l'usage même du qualificatif « harcèlement moral » emporte nécessairement une prise de position *morale* sur la réalité et la responsabilité d'agissements qui ne peuvent être prédéfinis ; puisqu'il est impossible de caractériser le « harcèlement moral » sans du même pas le condamner; l'association des experts et des juges, classiquement réalisée dans le procès pénal pour cerner la responsabilité d'un sujet éventuellement aliéné, devient la forme aboutie d'existence discursive du phénomène diagnostiqué/condamné : s'il est possible de réaliser l'étude psychiatrique d'un crime indépendamment de son éventuel traitement judiciaire, l'expertise en matière de « harcèlement moral » appelle nécessairement et logiquement un traitement juridictionnel.

Comme dans les procès de l'Inquisition ou des régimes communiste, où il s'agissait à la fois de discerner et d'exorciser, de rassembler les indices et les preuves et d'identifier le mal (Satan ou l'esprit bourgeois) en le différenciant de la simple faiblesse humaine, puis ensuite, en un second temps, d'énoncer la peine organiquement inhérente au premier temps, ainsi s'agit-il aujourd'hui, après enquête et témoignages, expertises et auditions, de dire et juger que telle plaignante est *en effet* une victime et tel accusé *en effet* un coupable, et d'allouer la somme d'argent représentative du préjudice, et constitutive d'une « réparation intégrale ».

D'où enfin le développement d'une normativité nouvelle, à la charnière du juridique et du moral, du judiciaire et du managérial, de l'éthique et du psychothérapeutique, visant à la fois la prévention et la répression des faits de harcèlement moral, par un ensemble de dispositifs tels que : les chartes éthiques ; les recommandations de bonnes pratiques ; la formation des dirigeants et des cadres ; les procédures de médiation ; et bien sûr le Document Unique d'Evaluation des Risques ; notamment. Ces dispositifs ne remplacent pas les modalités antérieures de sanction (pénale) et de réparation (civile) : ils s'y ajoutent, tout comme ils s'ajoutent au règlement intérieur, au contrat de travail, ou aux dispositions statutaires.

Le syntagme « harcèlement moral » s'inscrit ainsi dans une logique normative qui tend à faire prévaloir la prévention sur la répression : à partir de la définition pénale du phénomène, et de la « peur du gendarme » ; en fonction d'un système de condamnation indemnitaire et de réparations assurancielles, et de « l'argument du porte-monnaie » ; en considération enfin de l'atteinte à l'image et dans l'opinion, et du « risque de réputation » ; l'enjeu est d'inciter les titulaires du pouvoir de direction à mettre en œuvre des techniques de prévention.

Au-delà, il s'agit d'intervenir sur le fonctionnement même du pouvoir dans l'organisation, en travaillant les lignes de force, les clivages, les points de rupture, en vue d'aboutir à un autre point d'équilibre jugé moralement meilleur, juridiquement plus juste, ou financièrement plus rentable.

Avant d'en venir à cette dimension proprement politique, il convient d'évoquer la genèse historique de l'entité « harcèlement moral ».

b. La genèse historique du syntagme

La notion de « harcèlement moral », si elle s'affirme très rapidement (entre 1998 et 2002)[42] dans les mentalités et les discours, s'inscrit dans une évolution de plus longue portée, et dans un cadre plus vaste que celui des relations de travail. Cette évolution, tantôt lente et tantôt précipitée, transforme non seulement l'appréhension des souffrances et des traumas liés à des situations de travail pathogènes, mais également l'ensemble de la grille de lecture des faits psychiques, et par conséquent les pratiques et les disciplines scientifiques portant sur ces faits : soit principalement la psychologie et la psychiatrie, et les institutions, les professions, et les méthodes thérapeutiques qui leur sont inhérentes.

Or, si l'embryon du syntagme « harcèlement moral » comporte un gène psychiatrique/ psychologique, un gène sociologique, et un gène moral, il n'a pu se développer qu'au sein d'une matrice idéologique plus vaste : à savoir le paradigme de la santé mentale.

Ce paradigme, qui se substitue peu à peu aux attendus de la loi de 1838 sur les aliénés et de la loi de 1898 sur les accidents du travail, modifie sensiblement deux axes fondamentaux du discours politique et des mentalités : le partage de la raison et de la folie d'une part, et

42 Jean-Pierre Le Goff retient une chronologie plus courte encore : « *En un an, le « harcèlement moral » est devenu l'emblème d'un mal-être qui paraît concerner l'ensemble de la société. L'année 2000 marque un point culminant* ». cf. Que veut dire le harcèlement moral ? I op. cit. p.155. Également : II Vers un nouvel imaginaire des rapports sociaux. Le Débat 2003/2 (n° 124), pages 99 à 116.

d'autre part l'exclusion tendancielle des symptômes subjectifs du champ de l'activité professionnelle, et donc de la réparation des accidents du travail et des maladies professionnelles.

Comme évoqué précédemment, l'ancienne partition du normal et du pathologique, des « fous » et des autres, issue de la Révolution Française, impliquait que la puissance publique prenne en charge ceux dont la raison était aliénée, avec tout un ensemble de dispositifs psychiatriques et judiciaires visant à assurer le soin et la sûreté des « malades mentaux ».

Par contre, envers tous les autres, les citoyens présumés doués de raison et jouissant de leurs « facultés mentales », l'État et l'opinion ne s'estimaient tenus d'aucun devoir : la névrose, la dépression, la souffrance psychique, enfin tous les états mentaux que le discours psychiatrique et psychanalytique allait s'attacher à finement décrire, souvent dans le sillage de la littérature de l'époque romantique, demeuraient hors du champ juridico-politique.

Avec le paradigme de la santé mentale, constitué dès 1946 dans le monde anglo-saxon et les institutions internationales, tout change : le psychisme devient une des dimensions constitutives du sujet politique, et les collectivités publiques, à commencer par les Etats, ont le devoir d'assurer à chacun une bonne « santé mentale ».

De fait, un bref rappel du calendrier des réformes législatives intervenues en 2002 témoigne de l'entrelacement serré de la thématique du « harcèlement moral » d'une part, et des préoccupations de « santé mentale », d'autre part.

Dès sa publication, en 1998, l'ouvrage du docteur Hirigoyen « le harcèlement moral. La violence perverse au quotidien » suscite un important écho médiatique : reportages, articles de presse, films documentaires ou de fiction – il n'est pas une semaine qui n'apporte alors son lot de témoignages, de récits d'expériences professionnelles difficiles, de drames réels ou imaginaires. Les médecins du travail consacrent alors leur 25e congrès, à Strasbourg, au thème : « Nouvelles formes d'organisation du travail et santé mentale ».

Le groupe communiste à l'Assemblée Nationale dépose le 22 décembre 1999 une proposition de loi visant à « la prévention du harcèlement moral ». Compte tenu du calendrier législatif et économique de l'époque (marqué notamment par la réforme dite des 35 heures et la préparation de la monnaie unique européenne), cette proposition (devenue entre-temps un projet de loi) n'entre effectivement dans le circuit parlementaire qu'en 2001.

Le 11 avril 2001, le docteur Michel Debout rend public, au nom du Conseil Economique et Social, un avis assimilant le harcèlement moral à un « risque professionnel », et préconise d'élargir l'obligation légale de prévention en matière de santé des travailleurs à la « santé mentale ». Le Sénat et l'Assemblée nationale reprennent cette option, qui figurera dans le futur article L.230-2 du Code du Travail (« *Le chef d'établissement prend les mesures nécessaires pour assurer la sécurité et protéger la santé physique et mentale des travailleurs de l'établissement* » - actuel article L.4121-1) et à l'article L.241-10-1 du même Code (aujourd'hui article L.4624-1) qui élargit les missions et compétences du médecin du travail aux mesures de prévention en matière de santé physique et mentale.

À la même époque, et plus précisément le 14 novembre 2001, le docteur Bernard Kouchner annonce en Conseil des Ministres une « *réforme d'ensemble de la politique de la santé mentale* », qui prendra place, pour partie, dans les deux lois des 17 janvier 2002 (dite de modernisation sociale) et du 4 mars 2002 (visant à renforcer les « droits des malades » et la « démocratie sanitaire »).

Le « harcèlement moral », en tant qu'entité non seulement juridique, mais également psychologique, sociologique, clinique, etc. s'avère ainsi, dans sa genèse comme dans sa structure, sous-tendu par le paradigme plus vaste de la « santé mentale ».[43]

Cela ne signifie évidemment pas que cette entité soit directement issue, quant à ses conditions d'émergence historique, d'une transposition en France de ce paradigme d'origine anglo-saxonne : plusieurs courants ont au contraire conflué pour aboutir, en dépit de leurs différences voire de leurs antinomies, au surgissement de ce paradigme, comme autant de rivières venues d'horizons opposés se rassemblent dans le flot d'un même fleuve.

Je propose ici, sans prétendre à l'exhaustivité, d'en distinguer trois : la psychothérapie institutionnelle ; la « sociologie laborieuse » ; la psychologie et la psychiatrie d'inspiration marxiste.

La psychothérapie institutionnelle (Lucien Bonnafé ; Jean Oury) actualisant une thèse déjà partiellement présente aux origines de la psychiatrie moderne, diffuse l'idée que l'institution psychiatrique peut comporter un effet pathogène pour les patients, et propose des dispositifs thérapeutiques visant non seulement à soigner les « malades mentaux », mais également l'hôpital lui-même. En incluant, dans la théorie et la pratique psychiatriques, un mouvement réflexif de l'institution sur elle-même, les promoteurs de la psychothérapie institutionnelle accommodent l'opinion contemporaine à trois conceptions :

- l'institution peut provoquer des pathologies, de sorte qu'une prophylaxie, une prévention des facteurs pathogènes est à la fois possible et légitime ;

---

43 Un schéma historique des principales étapes de formation de ce paradigme et de cette entité en France est proposé en annexe.

- l'institution peut elle-même s'avérer malade, ceci impliquant la possibilité (ou/et la nécessité) d'un discours et d'une pratique thérapeutiques ;

- l'institution peut modifier la position de ses agents (médecin psychiatre et infirmier) et de ses patients (malades mentaux), en faisant de ces derniers des acteurs institutionnels, et/ou en transformant la place et la fonction des premiers.

La sociologie, par-delà la diversité des courants qui la constituait, a fourni pour sa part différents cadres référentiels propices à l'inscription de l'entité « harcèlement moral » dans le discours contemporain :

- la sociologie dite critique, (Bourdieu) et le mouvement dit de l'intervention sociologique (Touraine), ont transformé la position même du sociologue, en faisant de celui-ci non seulement un analyste objectif des réalités sociales, mais un acteur du « changement social » ; l'ouvrage dirigé par P. Bourdieu, « La misère du monde » rencontre ainsi lors de sa sortie en 1993 un grand succès public, cinq ans avant que « Souffrance en France – la banalisation de l'injustice sociale » de Christophe Dejours ne transpose le regard sociologique dans le champ psychologique ;

- la sociologie industrielle (Aron ; Friedmann ; Fourastié) a non seulement focalisé l'attention sur la réalité du travail ouvrier, mais popularisé l'idée que de la croissance économique et de la réduction de la pauvreté pourrait naître un bien-être général ;

- enfin, les méthodes de la sociologie ont essaimé au-delà du seul champ de la discipline : les entretiens avec les travailleurs ; les enquêtes statistiques ; l'analyse des événements du travail ; l'étude des pathologies professionnelles comme « faits sociaux » ; ces techniques de construction du discours sociologique ont diffusé bien au-delà de leur territoire de naissance.

La psychologie et la psychiatrie d'orientation marxiste (Sève ; Le Guillant ; Politzer ; Wallon), enfin, transposent au registre des faits psychiques (et à leur analyse) des idéaux, des préoccupations, des champs de recherche et d'action, originellement situés à l'intersection d'une « psychologie clinique » dont Daniel Lagache, dans les années de l'après-guerre, recherchera l'unification, et d'une mouvance communiste alors vigoureuse dans bien des domaines.

Le « harcèlement moral » et les « risques psychosociaux » n'ont donc pas surgi d'un coup, au tournant du troisième millénaire, en déchirant enfin un voile séculaire de méconnaissance ou de mépris : les trois courants évoqués à l'instant ont conflué, par le détour de la traduction française du livre de H. Leymann, vers le sillon ouvert entre les deux livres de Mme Hirigoyen et de M. Dejours, et leur flot a couru se jeter dans le vaste océan de la « santé mentale », dont ils étaient jusqu'alors séparés comme par une montagne frontalière.

Ce faisant, une mutation s'est produite.

Ce qui dès lors est attendu du psychologue du travail ou de l' « expert *ès* risques psychosociaux », c'est de contribuer à la généralisation de la logique inhérente au paradigme de la santé mentale, et à la nouvelle distribution des pouvoirs que ce paradigme implique : c'est la dimension proprement *politique* de l'opération, sous couvert de *thérapeutique.*

Cette opération ne va pas du reste sans une certaine ambivalence à l'endroit du « psy ».

Henri-Pierre Bass note ainsi, à propos de l'intervention du psychologue dans une unité de soins en cancérologie :

> « *Une demande massive est formulée au psychologue et psychiatre, et en même temps, ce type de prise en charge suscite des motions d'envie et jalousie qui ont pour conséquence de ralentir, voire de mettre en danger*

l'élaboration des thérapeutes et la permanence de leurs pensées.../. En médecine somatique, le spécialiste du psychisme est perçu comme celui qui va libérer la parole. Il suffirait d'exprimer son ressenti pour magiquement résoudre l'angoisse de mort. Le modèle du débriefing est ici majeur, mais il sous-tend parfois une conception très singulière de la question du traumatisme. Celui-ci serait essentiellement perçu comme une blessure internalisée qu'un soin rapide permettrait d'éradiquer. L'on perçoit ici la persistance du modèle médical dans le domaine du psychique ». [44]

Mutatis mutandis, la même remarque peut être faite quant à l'office des « intervenants en risques psychosociaux » : qu'ils soient psychologues, sociologues, ergonomes, ou juristes de formation, ils inscrivent leur acte professionnel dans un schéma défini par *l'ordre médical*, lequel structure les relations sociales en termes de soins et de santé, de symptômes et de remèdes, de dépistage prophylactique et de savoirs spécialisés.

Cependant, cet *ordre médical* a lui-même subi une mutation : le développement des outils épidémiologiques et statistiques ; la structuration administrative des pathologies et des thérapeutiques inhérentes à l'instauration d'un système d'assurances sociales à visée universelle ; l'apparition de nouveaux métiers et de nouvelles institutions induite par la médicalisation des populations et des modes de vie ; l'extraordinaire développement des techniques thérapeutiques et médicamenteuses ; l'accroissement continu enfin des enjeux financiers et du surendettement provoqué par ce nouvel ordre thérapeutique : autant de facteurs qui ont concouru à

[44] Henri-Pierre Bass : Figures actuelles du pouvoir dans les structures de soins – reste-t-il de la place pour l'espace psychique ? Revue de Psychothérapie Psychanalytique de Groupe n° 51.

l'instauration d'une nouvelle gouvernementalité, par la redéfinition du risque social et la logique assurancielle de prévention qui lui est inhérente.

D'où surgit la dimension *politique*.

B. Les enjeux politiques des « risques psychosociaux »

a. Risque, risque social, risque psycho-social

Le terme de « risque » est dérivé du latin « *resecare* », c'est-à-dire « *ce qui coupe* », d'où « *écueil* » (au sens marin du terme : le rocher sur lequel, à fleur d'eau, un navire peut déchirer sa coque), et ensuite « *risque que court une marchandise en mer* »[45].

L'encyclopédie de Diderot et d'Alembert définit le mot comme « *le hasard qu'on court d'une perte, d'un dommage, etc.* ». C'est dans le champ du Droit maritime que se sont développées les techniques assurancielles nécessaires à l'extension du capitalisme vénitien ou hollandais de la Renaissance, et surtout, à partir du XIXe siècle, du capitalisme de grande industrie : principe de mutualisation ; calcul et répartition du risque ; étude statistique des probabilités ; mécanismes de prévention et d'incitation (type bonus-malus en matière d'assurance automobile par exemple).

Ces techniques assurancielles se combinent, au début du XXe siècle, avec l'émergence de « l'État-providence » et l'effacement corrélatif des mécanismes d'assistance mutuelle, pour déboucher en 1945 sur un système universel d'assurances sociales organisé autour de quatre familles de risques (maladie/maternité/invalidité ; vieillesse

[45] O. Bloch et W. Von Wartburg : Dictionnaire étymologique de la langue française. Presses universitaires de France. 1975.

; naissance et développement familial ; accidents du travail et maladies professionnelles).

Le risque alors devient « social » (et non plus seulement commercial), et « politique » (et non plus seulement financier) : à partir de l'identification d'un certain nombre d'événements économiques susceptibles d'affecter une population (essentiellement salariée), il s'agit de mettre en place des compensations et, à travers elles, de développer une fonction de redistribution en vertu d'un principe de solidarité (entre les malades et les bien portants, entre les jeunes travailleurs et les vieux retraités, entre les ménages fortunés et les indigents, etc.).

Cette logique ordonne la gestion politique d'événements économiques : la création des ASSEDIC en 1958 (pour le risque lié à la perte d'emploi) et de l'Association pour la Garantie des Salaires en 1973 (pour le risque lié à l'incapacité de paiement ou à la liquidation judiciaire de l'employeur), témoignent d'une extension de la catégorie des « risques sociaux », et de la généralisation politique des logiques assurancielles[46].

Encore faut-il souligner la profonde modification intervenue au cours du XXe siècle.

Si l'assurance « *a d'abord été pensée comme un instrument de protection, venant garantir le maintien d'une valeur malgré les circonstances accidentelles qui pouvaient l'affecter* »[47], cette *valeur*

---

[46] Jean-Pierre Chauchard : De la définition du risque social. Jurisclasseur. Travail et protection sociale. Juin 2000 ; François Ewald et Denis Kessler : Les noces du risque et de la politique. Revue Le débat. 2000/2 n° 109. pp. 55 à 72.

[47] François Ewald : L'assurancialisation de la société française. Les tribunes de la santé n° 31. Été 2011.

elle-même, ce *bien* pouvait exister ou non, et pouvait exister même sans être protégé.

> *« A l'inverse, l'assurance est aujourd'hui perçue comme un bien premier, non pas seulement comme une protection mais comme la condition d'accès à toute une série de biens dont on ne conçoit plus d'être privé : le logement à travers le crédit, la conduite automobile, la retraite et bien entendu l'accès aux soins. L'assurance n'est pas seulement une protection, c'est un principe d'organisation sociale. Ce qui fait qu'on ne conçoit plus d'assurance qui ne porte avec elle le vœu d'universalité »* (ibidem).

Le « risque social » - défini comme tout événement individuel aléatoire dont les effets jugés négatifs sont anticipés, limités et si possible empêchés par des mécanismes collectifs obligatoires juridiquement structurés et financièrement organisés - devient dès lors une catégorie fondamentale de l'ordre politique.

À condition de ne pas limiter l'extension de ce qualificatif – « politique » – aux seules modalités d'exercice d'un pouvoir légalement défini par des institutions publiques, il semble possible et légitime de discerner les contours de cette catégorie fondamentale - « risque social » – et d'examiner les conséquences de son développement contemporain.

L'émergence, dans les discours juridique et universitaire, médiatique et managérial, de l'entité « harcèlement moral », puis de la catégorie de « risque psychosocial », s'inscrit dans le prolongement de cette évolution continue des paramètres fondamentaux de l'action politique et des méthodes de gouvernement.

Cette évolution relaie et accompagne les « progrès de la médecine », à savoir non seulement les mutations de ses techniques et l'affermissement de son efficacité, mais encore l'inscription sociale de ses schémas, l'élargissement de ses missions, l'accroissement de son poids économique et symbolique.

Roland Gori écrit à ce sujet :

> « *La médecine et la psychologie ne sont pas seulement des rationalités scientifiques ou des pratiques professionnelles, mais elles constituent aussi des pratiques sociales qui participent au gouvernement des conduites. Depuis le XVIIIe siècle, la médecine ne cesse d'ouvrir des états généraux infinis de contrôle social des populations au nom de la raison sanitaire et de l'hygiène publique.*
>
> *Dans cette « médicalisation de l'existence », la psychologisation du social n'a constitué qu'une annexe, une résidence secondaire de cette « biopolitique » et de ce « biopouvoir ». La médecine, la psychiatrie et la psychologie participent, au nom de la santé publique transformée en véritable salut religieux, à nous dire comment il faut nous comporter dans tous les aspects de notre vie quotidienne pour bien nous porter. L'évolution récente de la médecine vers la prise en charge, non plus seulement de la maladie dans un colloque singulier médecin-malade à des fins curatives, mais encore de la santé des populations et de leur bien-être à partir d'une logique probabiliste, a toute son importance. Ces déplacements que la médecine accomplit de la maladie vers la santé, de la pathologie des individus vers les facteurs de risque des populations, du curatif vers*

l'adaptatif, définissent de nouvelles figures de la rationalité médicale ».[48]

Le « risque psychosocial » est une de ces nouvelles figures de ladite « rationalité médicale » (et assurancielle), non seulement parce qu'il aboutit à une extension des domaines d'intervention d'un certain nombre de professionnels de la médecine (psychiatres, médecins du travail et agents des « services de santé au travail »), mais encore parce qu'il transpose dans le registre proprement *politique* (l'élaboration des normes applicables à une collectivité et le gouvernement de celle-ci) des schèmes d'action et de représentation inhérents au champ *clinique* et *thérapeutique*.

b. Prévention, sanction, réparation

Le « harcèlement moral » s'inscrit, comme tous les « risques sociaux » dans une logique de prévention/ réparation : prévenir l'apparition du risque ; réparer les conséquences de son surgissement.

Certes, la dimension sanctionnatrice inhérente aux systèmes juridiques modernes n'est pas absente : il existe un délit de « harcèlement moral », susceptible de peines correctionnelles.

Cependant, le volume des affaires pénales engagées à ce titre est infinitésimal au regard du volume non seulement des condamnations civiles (dommages-intérêts) mais également des prestations (en espèces et/ou en nature) servies par les assurances sociales au titre des « affections psychiques » ; la fonction du dispositif pénal est d'accroître l'efficacité symbolique du système de gestion du risque, plus que de réprimer des comportements

---

[48] Roland Gori : « La construction du trouble comme entreprise de normalisation ». La lettre de l'enfance et de l'adolescence 2006/4 (no 66), pp.31 à 41

délictueux dans le cadre de régimes probatoires contraignants et de procédures judiciaires rigoureuses.

Trois niveaux de prévention sont dégagés par la doctrine, dans la droite ligne des principes établis en 1948 par l'Organisation Mondiale de la Santé et du paradigme de la « santé mentale » promu par cette organisation [49] :

- la prévention tertiaire s'inscrit plutôt dans une logique de crise : il s'agit de prévenir les effets, notamment subjectifs, d'une situation critique avérée, et d'accompagner la restauration de liens professionnels endommagés par l'événement ;

- la prévention secondaire porte plus spécifiquement sur les processus de travail et leurs contraintes : l'enjeu est à cet égard de développer, au niveau tant individuel que collectif, des réflexes, des conduites, des comportements intégrant les réalités de l'activité professionnelle dans la gestion préventive des « risques psychosociaux » ;

- la prévention primaire enfin se situe au niveau global de l'institution considérée, et vise à anticiper, mesurer, maîtriser les facteurs de risque psychosociaux dans la conception même de l'institution et la structuration de ses activités.

Les deuxième et surtout troisième niveaux de prévention ressortissent en réalité au registre proprement politique : celui de

---

[49] Pascale Desrumaux : Le harcèlement moral au travail – Réponses psychosociales, organisationnelles et cliniques. Presses universitaires de Rennes. 2011. pp. 179- 180 ; Dictionnaire des risques psychosociaux. Editions du Seuil. 2014. Entrée « Prévention ». p.583 ; P. Nasse et P. Légeron : Rapport sur la détermination, la mesure et le suivi des risques psychosociaux au travail. La documentation française. 2008.

l'exercice du pouvoir et de la définition des normes de fonctionnement du groupe considéré.

Une recherche effectuée entre novembre 2013 et mai 2014, dans une dizaine de bases de données françaises et anglo-saxonnes, sur un échantillonnage de 68 articles consacrés aux « déterminants organisationnels du harcèlement moral », a mis en évidence cinq catégories de facteurs : l'organisation et le « design » du travail (incluant la charge de travail, l'autonomie d'exercice, les horaires et la pénibilité physique), le mode d'exercice de l'autorité, dit leadership ; le climat social et le type de culture de l'organisation (plus ou moins soutenante, plus ou moins tolérante à la conflictualité, etc.) ; l'équilibre du système de récompenses (incluant les jugements sur la justice distributive des politiques salariales et la sécurité de l'emploi) ; et enfin les changements organisationnels (du type restructuration ou réductions d'effectifs)[50] .

Ces différentes catégories de facteurs déterminant les phénomènes de harcèlement moral, tels qu'ils sont ainsi identifiés par un très grand nombre de chercheurs et d'institutions, ressortissent au champ *politique* : modalités de structuration et de fonctionnement des entreprises et des services publics considérés, titulaires du pouvoir de décision et d'arbitrage, conditions de la répartition des richesses, etc. On peut évidemment regrouper ces facteurs sous l'étiquette « management » ou « gestion des organisations » ou « prévention des risques psychosociaux » : il s'agit toujours en réalité de problématiques *politiques*.

---

[50] Valeria Zaitseva et Pierre Chaudat : Les déterminants organisationnels du harcèlement moral : une analyse d'une revue actualisée de littérature. Management & Avenir 2016/2 (N° 84), pp. 115-134.

Le responsable du projet « Prévention des risques psychosociaux » de l'ANACT-Lyon, Philippe Douillet, écrivait ainsi en 2010 (je souligne) :

> « *Le concept de risques psychosociaux comporte pourtant des ambiguïtés majeures. Il importe pour nous, acteurs de la transformation en entreprises, d'en être pleinement conscients pour éviter des dérives d'interprétation qui seraient contraires aux données scientifiques sur la santé psychique et à nos objectifs de transformation sociale. /... La prévention vise logiquement à éliminer les risques ou, à défaut, les réduire notamment par des dispositifs d'éloignement ou de protection par rapport aux contextes dangereux. /... L'approche du Réseau ANACT privilégie le point de vue que le travail est d'abord une opportunité essentielle pour construire sa santé par opposition à l'idée d'un travail « porteur de risques ». / ... Cette approche s'inscrit alors moins dans une approche « réductrice des risques » que dans une approche dynamique et constructrice de la santé en agissant sur les capacités des organisations, cibles principales de l'action, à favoriser des processus vertueux tant pour des raisons de santé au travail que de performance* ».[51]

---

[51] Philippe Douillet : « Risques psychosociaux » : un concept opérant pour transformer l'organisation du travail ? » Nouvelle revue de psychosociologie. Hiver 2010. Numéro 10. p.167.

Sur le site de l'ANACT, on peut ainsi lire (à la date du 22 février 2019), au titre des priorités inhérentes au « Contrat d'objectifs et de performance 2018-2021 » de cette Agence (je souligne) : « *Porteuse d'une vision ambitieuse de la qualité de vie au travail, conforme à celle des partenaires sociaux dans l'ANI de 2013, l'ANACT doit être en mesure de mieux faire la démonstration de l'intérêt de ces démarches, pour l'entreprise et ses salariés comme pour la société dans son ensemble. C'est dans cette perspective que,*

La logique de prévention des risques coïncide ainsi avec une logique proprement *politique* de transformation des organisations de travail (qu'elles soient publiques ou privées, commerciales ou à but non lucratif, d'industrie ou de service) et d'intervention, dans le fonctionnement de ces organisations et au cœur de leur définition, d'un certain nombre d'acteurs dotés de certaines prérogatives, et donc de pouvoirs d'agir :

- fonctionnaires et agents des services publics (inspecteur du travail ; médecin du travail ; ingénieurs de prévention des CARSAT ; agents de l'ANACT), disposant, ensemble ou séparément, de pouvoirs et de droits opposables aux « employeurs », de capacités d'influence et de coercition ;

- experts et consultants, mandatés soit par les dirigeants des organisations, soit par les instances de représentation du personnel et des syndicats, et dotés d'un savoir technique et des prérogatives déléguées inhérentes à leur mandat ;

- organisations syndicales de salariés et institutions représentatives (en particulier le CHSCT, ou son substitut),

---

pilote des actions du PST 3 ayant trait à la qualité de vie au travail, l'agence doit désormais développer des outils d'évaluation des démarches QVT. L'agence poursuit ainsi ses travaux de sensibilisation des TPE-PME à l'importance de la qualité de vie au travail comme facteur de performance sociale et économique, en particulier par le développement de nouvelles ressources méthodologiques en appui aux politiques de gestion des ressources humaines, à la conduite du changement et à l'innovation en matière d'ingénierie des compétences et d'organisations apprenantes. Par ailleurs, elle renforce et diversifie ses productions centrées sur l'évaluation participative des transformations, issues d'expérimentations menées dans de grandes entreprises, pour les rendre plus appropriables par les PME ».

L'entité dite « ANACT » s'avère ici pour ce qu'elle est : un outil de la puissance (et de la Fonction) publiques pour étendre et réaliser ses objectifs politiques jusqu'au cœur desdites « PME », en complément de l'action répressive de l'Inspection du Travail.

auxquelles la législation et les accords collectifs confèrent des moyens d'action (droit d'enquête, recours à l'expertise, droit d'alerte), une légitimité sociale, et une capacité de mobilisation médiatique, et donc une capacité de nuisance.

La prévention du harcèlement moral et des risques psychosociaux réorganise la distribution des pouvoirs, déplace les lignes de force, modifie les méthodes de régulation des intérêts et de structuration de la conflictualité.

Par exemple, le « droit de retrait » peut constituer une alternative au « droit de grève » : la mise en avant d'un « risque psychosocial », plutôt que d'une « revendication », justifie l'interruption du travail, avec maintien de salaire, et l'intervention des tiers en charge de la « prévention tertiaire » que sont le médecin du travail ou l'expert du CHSCT. Il en résulte, sinon une « neutralisation de la conflictualité »,[52] du moins une mutation de ses formes d'exercice.

Autre exemple : après engagement d'un processus de négociation consécutif à trois plaintes pour « harcèlement moral », la direction des services d'un Conseil général se trouve engagée dans un conflit avec l'ensemble des organisations syndicales sur la thématique de la « souffrance au travail ».[53]

Ces transformations ne portent pas seulement sur la ligne de partage entre représentants du pouvoir (économique ou politique) et représentants du personnel, ou entre acteurs dans l'institution et

---

[52] Florence Giust-Desprairies et Annie-Charlotte Giust-Olivier : La fabrication du risque psychosocial ou la neutralisation de la conflictualité. Nouvelle Revue de Psychosociologie. Hiver 2010. Numéro 10.p.29.

[53] Sophie Bernard, Marc Glady, Caroline Mathieu : Du « harcèlement » à la « souffrance au travail » : la re catégorisation des risques psychosociaux dans une situation de négociation syndicale. Nouvelle Revue de Psychosociologie. Hiver 2010. Numéro 10.p.151.

intervenants extérieurs à celle-ci : à l'intérieur même des structures de direction et d'encadrement, l'émergence de la catégorie des « risques psychosociaux » modifie l'équilibre des forces entre DRH et direction financière, ou entre délégués syndicaux et membres du CHSCT/ C.S.E.

Ce n'est certes pas d'aujourd'hui qu'en France, l'État intervient non seulement dans la gestion de ses propres agents, mais également dans les relations sociales du secteur privé : il existe au contraire une tradition d'élaboration tripartite des normes du travail associant représentants des salariés, représentants des détenteurs du pouvoir économique, et représentants de la puissance publique.

Cependant, avec la prévention des risques psychosociaux, on assiste non seulement à un élargissement et une dissémination de cette logique tripartite, mais encore à une transformation des méthodes d'exercice du pouvoir et des formes de celui-ci ; à une modification de la position et de la structure du sujet travaillant ; un élargissement des logiques et des enjeux financiers de la « santé mentale ».

La catégorie de « risque psychosocial » et le paradigme de la santé mentale ainsi établis comportent également une dimension réparatrice : ils modifient le champ des préjudices indemnisables, les thérapies susceptibles d'être prises en charge, et la nature des affections et des accidents imputables à l'activité professionnelle.

En 2011, deux auteurs spécialistes du secteur des assurances pouvaient écrire :

> *« La gestion des risques psychosociaux peut représenter un nouveau marché pour les assureurs. Toutefois, se pose la question du modèle économique. Les caractéristiques des risques psychosociaux en font des risques, comme démontré précédemment, difficilement assurables. /... Les risques psychosociaux peuvent-ils réellement être un*

nouveau marché ? Théoriquement, l'assurabilité d'un risque répond à plusieurs critères : l'existence d'un aléa véritable, une « règle du jeu » (le cadre juridique) qui soit stable dans le temps, la possibilité d'estimer la perte potentielle, l'existence d'une demande solvable à un niveau de cotisation suffisant pour couvrir les coûts d'assurance, l'évaluation de la perte possible qui ne doit pas être catastrophique au regard de la solvabilité de l'assureur, la mutualisation et enfin la nécessité de la rencontre d'une offre et d'une demande, c'est-à-dire un marché. Cependant, on peut se demander si l'assurance est la véritable réponse à apporter » ; et les deux auteurs de conclure que « *la demande sur le marché des risques psychosociaux réside plus dans le conseil et l'accompagnement que dans une couverture assurancielle véritable* ».[54]

De fait, dans le domaine des accidents du travail et des maladies professionnelles, pendant plus d'un siècle, la législation et la jurisprudence n'ont accueilli qu'avec réticence les dommages psychiques induits par l'activité professionnelle, le bénéfice des réparations indemnitaires et de la prise en charge des soins étant massivement réservé aux patients présentant des symptômes objectifs (objectivement constatables : blessures notamment) plutôt que subjectifs (ressentis par le patient), pour reprendre la distinction promue au XIXe siècle par Babinski.

L'exclusion du dommage psychique du champ de la réparation des accidents du travail semble du reste acquise, à la fin du XIXe siècle, dans l'ensemble du champ de la réparation des accidents « industriels », et non seulement professionnels ; et les travaux des

[54] Wim Van Wassenhove et Mathilde Bellanger : L'assurance dans la gestion des risques psychosociaux en entreprise. Revue Risques n° 95. Mars 2011.

psychiatres et neurologues eurent sans doute à cet égard une incidence décisive.

En effet,

> « *avec l'avènement de la société industrielle et la généralisation des chemins de fer, en effet, la fréquence des accidents de circulation posait pour les compagnies d'assurance la question de l'indemnisation des traumatismes subis. Toute une branche de la médecine était alors apparue, qui devait évaluer les séquelles de ces traumatismes. Un large débat s'ouvrit à cette époque en Europe pour différencier séquelles traumatiques et symptômes hystériques, et ceci naturellement pour les deux sexes. /... Les médecins britanniques, les premiers, avaient fait une distinction entre ce que l'on appelait le « syndrome du rail» (railway spine, railway brain), syndrome non organique, et les symptômes analogues qui impliquaient de véritables lésions du système nerveux. Un chirurgien anglais attaché à une compagnie de chemin de fer, le Dr Herbert Page, en particulier insistait sur l'aspect essentiellement psychologique des troubles qui apparaissent après les chocs traumatiques. Certains des symptômes du « syndrome du rail », du railway spine, étaient pour lui de nature hystérique. Cette interprétation tendait naturellement à réduire la responsabilité des assureurs, l'accident ne faisant que révéler des symptômes virtuellement présents chez des sujets prédisposés* »[55] .

---

[55] Jean-François Rabain : L'hystérie masculine entre mythes et réalités. Revue française de psychanalyse. 1998. N°2. Un autre auteur précise : « *La généralisation du chemin de fer apporta avec son cortège d'accidents la question de leur indemnisation par les compagnies d'assurances. Le débat qui*

Or, dès lors que la « santé mentale » entre dans l'espace politique et devient un bien à protéger, le « dommage psychique » ne peut demeurer très longtemps étranger aux mécanismes juridiques et indemnitaires inhérents à la législation professionnelle.

De fait, la nomenclature des maladies professionnelles s'est enrichie depuis 2016 : pris sur le fondement de la loi du 17 août 2015 dite Rebsamen, un décret du 7 Juin 2016 permet la reconnaissance comme maladies professionnelles de certaines pathologies psychiques, après examen par un Comité Régional de Reconnaissance des Maladies Professionnelles (CRRMP) ; celui-ci peut imposer à la CPAM de prendre en charge une maladie au titre de la législation professionnelle si la maladie est directement et essentiellement causée par le travail du salarié et si le taux d'incapacité permanente « prévisible » du salarié est au moins égal à 25 %.

Ce mécanisme demeure cependant peu usité à ce jour, tandis que la prise en en charge des affections psychiques en tant qu'accidents du travail est beaucoup plus développée :

> « *L'Assurance Maladie - Risques professionnels (branche accidents du travail et maladies professionnelles - AT/MP) prend en charge des TPS [Troubles Psychosociaux] au titre des accidents du travail dans des proportions sans commune mesure avec les maladies*

---

s'installa en Europe eut pour but de différencier les séquelles traumatiques de ces accidents et les symptômes hystériques qu'ils pouvaient occasionner. Les médecins anglais et français s'opposèrent à leurs collègues allemands sur un double malentendu, que Freud, à sa manière, tranchera. Tous étaient d'accord pour admettre le traumatisme, mais pas pour l'indemniser. En conséquence, on se disputa sur sa nature. S'il pouvait être qualifié d'hystérique et ne présentait pas de séquelles neurologiques, les compagnies d'assurances pourraient dégager leurs responsabilités ». Balbino Bautista : L'hystérie, masculine. Psychanalyse 2009/1 (n° 14) pp. 5 à 26.

professionnelles, en l'occurrence 20 fois plus, soit environ 10 000 cas en 2016. Rapportés aux quelques 626 000 accidents du travail, cela représente environ 1,6 % des accidents du travail avec arrêt. Ces affections psychiques liées au travail sont décrites dans les certificats médicaux initiaux rédigés par le médecin. Parmi celles-ci, le nombre de suicides reconnus en AT oscille annuellement entre 10 et 30 ».[56]

Cette prise en charge des affections psychiques, rebaptisées « troubles psychosociaux », s'effectue par référence à deux concepts homothétiques de celui de « santé mentale », et multidimensionnels comme celui-ci : à savoir le concept d'« intégrité psychique » et celui de « dignité de la personne ».

Entrée dans le champ juridique à l'occasion de la promulgation d'un nouveau « Code Pénal » en 1994, l'« intégrité psychique » a d'abord été conçue comme un outil juridique de protection à l'égard du « harcèlement psychologique au sein du couple », avant de gagner peu à peu le registre professionnel où il s'est épanoui. [57]

---

[56] AMELI : Les affections psychiques liées au travail : éclairage sur la prise en charge actuelle par l'Assurance Maladie - Risques professionnels. Santé-Travail - Janvier 2018

[57] Comme le note Jean-Pierre Le Goff, dans l'article précité (« Que veut dire le harcèlement moral ? I : Genèse d'un syndrome » op.cit.), c'est le même glissement par similitude que l'on observe dans le premier opus de Madame Hirigoyen : il s'agit de « *s'aider du modèle qui est manifeste dans le couple pour comprendre certains comportements qui se font jour dans l'entreprise* » (« le harcèlement moral. La violence perverse au quotidien ». p.53). Le discours change peu à peu de registre (du conjugal au professionnel ; de l'abus sexuel à l'abus de pouvoir ; du subjectif au collectif) sans que la légitimité et la logique même de cette technique discursive ne soient jamais clairement interrogées.

Le concept de « dignité de la personne », dont l'extension est plus vaste encore – en 2014, un auteur recensait une cinquante de textes législatifs fondés sur cette notion, toutes branches du Droit confondues[58] – , est également promu au premier plan des dispositifs de prévention, réparation, et sanction des « risques psychosociaux ».

Or, au plus l'extension de ces concepts progresse, au plus leur compréhension diminue et s'appauvrit.

Ainsi,

> *« le principe de dignité peut en effet justifier tout et son contraire : le port du voile islamique au nom du respect de profondes convictions religieuses ou son retrait au nom de l'épanouissement et de l'autonomie de la femme ; l'interdiction de l'avortement au nom de la dignité de la personne dès sa conception ou sa permission au nom de la dignité et de la liberté personnelle de la femme ; la protection du « sans domicile fixe » ou le respect de sa volonté de rester dans la rue en période de grand froid »*[59] .

S'agissant de l'« intégrité psychique », un autre auteur avance l'hypothèse que

---

[58] Philippe Cossalter : La dignité humaine en droit public français : l'ultime recours. Revue Générale du Droit - Etudes et réflexions – 2014 N° 4.

[59] Véronique Champeil-Desplats. Dignité de la personne humaine : peut-on parler d'une exception française ? Les Cahiers de l'Institut Louis Favoreu, Presses Universitaires d'Aix Marseille 2013, Existe-t-il une exception française en matière de droits fondamentaux ? pp.173-180. <Hal-01665264>.

> *« la sanction des atteintes qui y seraient perpétrées s'inscriraient alors dans le renouvellement actuel du paradigme répressif. /... On ne peut exclure l'hypothèse que ce phénomène participe du changement de paradigme répressif actuellement à l'œuvre, de moins en moins guidé par un souci d'équilibre entre répression et réinsertion, meilleur garant de justice et de paix sociale, et lorgnant de plus en plus vers une répression aveugle qui ne dit pas son nom, sous le masque de la nécessaire « protection » de victimes de toutes sortes »*[60] .

L'existence d'un État de Droit est directement et immédiatement fonction de la qualité de ses normes, non seulement quant aux droits et aux devoirs qu'elles énoncent et qu'elles aménagent, mais encore quant à la forme de cette énonciation et aux procédures qu'elle emprunte.

Jean-Pierre Le Goff le notait dès 2002 (op.cit. pp.149-150) :

> « *Tout le monde n'ayant pas de formation thérapeutique et ayant facilement tendance actuellement à se penser comme victime, c'est peu dire que la promotion du « harcèlement moral » dans l'espace public laisse toute la place à la confusion et aux abus. En fait, elle les favorise au nom d'un combat contre la perversion aux connotations morales et militantes...* [Il s'agit d'] *une nouvelle alliance entre psychologie et morale qui constitue un tournant dans l'abord du travail et des rapports sociaux* ».

La catégorie des risques psycho-sociaux s'inscrit dans une logique de médicalisation/assurancialisation des relations sociales dont

---

[60] Cyrille Duvert : Dix ans de harcèlement – la naissance litigieuse de l'intégrité psychique. Revue Esprit. Mai 2012. P.46-60.

l'origine est anglo-saxonne et dont la nature est politique : son ressort réside dans l'élimination des mécanismes différenciant qui structurent le groupe, mécanismes que la tradition européenne a isolé comme constituant un registre spécifique - le politique.

Cette logique empêche de poser les vraies questions auxquelles tout collectif est confronté : que faisons-nous ensemble ? Qui décide et de quoi ? Comment produire et répartir la richesse créée ? Que faut-il punir et comment ?

Dans le champ plus spécifiquement professionnel, un auteur constate que « *à l'issue d'un investissement des formes du lien social par ce signifiant* [de harcèlement moral] *... de part et d'autre du conflit et de ses effets collatéraux, les mêmes questions viennent à se poser : comment reprendre confiance, comment retravailler, comment rétablir des liens de coopérations verticaux et horizontaux, sur quelle base se réinsérer dans le dispositif socioprofessionnel ?* » [61]

Le discours des risques psychosociaux correspondrait-il à une stratégie *politique* qui disqualifie le politique (y compris cette forme du politique que l'on appelle « management ») pour mieux se rendre simultanément invisible et omnipotent derrière la double dimension du *moral* et du *pathologique* ?

---

[61] Laurent Chaine : A l'écoute de l'usage de la notion de « harcèlement moral ». Savoirs et clinique 2015/2 (n° 19), pp. 137 s.

Surveiller et soigner

Les fonctions politiques du psychologue à l'heure de la santé mentale

Les fonctions du psychologue s'exercent désormais dans le cadre de ce nouveau paradigme : la santé mentale, qui transforme non seulement notre représentation (française) de l'ancienne « *maladie mentale* », mais plus largement son sujet (l'ancien *patient*), ses normes, ses modalités de pouvoir, son mode de distribution des places, bref : l'ordre politique où nous vivons.

> « *La mort, si nous voulons nommer ainsi cette irréalité, est la chose la plus redoutable, et tenir fermement ce qui est mort est ce qui exige la plus grande force* »[62].

Je repense à cette formule de Hegel au moment de reprendre, au point où je l'avais laissé, le paradigme de la santé mentale[63], et à travers lui la question du sujet de la modernité.

Car *penser le présent*, penser *ce qui nous arrive* est au moins aussi difficile que *penser ce qui est mort* ; il faut pour y parvenir forger un *appareil à penser* comme Michel-Ange peignait la Chapelle Sixtine :

---

[62] Citation extraite de François Châtelet : Hegel. Le Seuil. 1968. Collection Ecrivains de toujours.p.178

[63] Dans le cadre de cette « reprise », je crois devoir évoquer l'analyse faite par Michel Foucault de la loi de 1838 sur les aliénés, quant à la fonction du psychiatre : « *à partir du moment où la loi de 1838 entre en vigueur, vous voyez que la question posée au psychiatre sera celle-ci : nous avons devant nous un individu qui est capable de perturber l'ordre ou de menacer la sûreté publique. Qu'est-ce que le psychiatre a à dire en ce qui concerne cette éventualité de trouble ou de danger ? ... L'analyse, l'investigation, le quadrillage psychiatrique va tendre à se déplacer de ce que pense le malade vers ce qu'il fait, de ce qu'il est capable de comprendre à ce qu'il est susceptible de commettre, de ce qu'il peut consciemment vouloir à ce qui pourrait se produire en lui d'involontaire dans son comportement* ». Cours au collège de France 1974-75. Les anormaux. Coédition Gallimard Le Seuil. p. 131.

En d'autres termes, la rupture introduite par le paradigme de la santé mentale est déjà en germe dans la loi de 1838.

le nez à trente centimètres du plafond, il représentait des figures qu'on ne pourrait voir vraiment qu'à une distance de vingt mètres. L'opération mentale du penser, comme « représentation de représentations », implique d'accommoder les yeux de l'esprit à une juste distance, c'est-à-dire non seulement de changer notre regard, mais de changer notre *point de vue*, voire nos yeux mêmes. Je prie donc le lecteur d'excuser ce que mon propos comporte de flou, d'imprécis et d'obscur : c'est un *work in progress.*

Ce propos se situe dans la perspective plus générale de la construction d'une théorie du sujet contemporain, en l'espèce : du sujet du discours juridique, qui ne coïncide pas avec le « *sujet de Droit* » des juristes.

Le discours juridique, comme tout discours, produit un *effet sujet*, en assignant abstraitement aux sujets concrets une place, une figure, une fonction, une logique, avec lesquelles les sujets en question doivent composer.

Par exemple, le Droit Constitutionnel définit une figure du sujet comme citoyen d'une république, sujet qui est doté d'un certain nombre de caractéristiques définies *explicitement* par le texte juridique qu'est la Constitution du 4 octobre 1958, mais qui est aussi caractérisé *implicitement.*

Ainsi, le sujet du discours juridique n'était jusqu'à présent pas identique selon qu'on était homme ou femme : les lois (par exemple sur le travail des femmes) tenaient compte d'une différence ; cependant, jamais une loi n'a, en France et jusqu'à ce jour, défini ce que c'est qu'*être homme* ou *être femme*, ni imposé que le mariage ne puisse être célébré qu'entre un homme et une femme. Depuis la loi dite Taubira n° 2013-404 du 17 mai 2013 « *ouvrant le mariage aux couples de personnes de même sexe* » , le discours juridique (politique) s'est emparé de cette question, pour identifier le sujet matrimonial indépendamment de son sexe ; pourtant, la question de savoir si le citoyen français doit être *soit* homme, *soit* femme, ou s'il peut se déclarer d'un troisième sexe, ou bien d'aucun, cette question n'est pas clairement réglée, il y a une incertitude quant aux caractéristiques du sujet qui se déduit, qui est *supposé par* le Droit Constitutionnel français.

Un autre exemple : le contrat de vente du Code civil ne suppose nullement le même sujet que le contrat de vente du Code de la consommation. Le premier, c'est le sujet raisonnable et responsable des Lumières, qui pose des actes en toute liberté, et qui en assume les conséquences : si j'achète une voiture, je suis tenu de payer le prix, et je suis juridiquement considéré comme solvable jusqu'à preuve du contraire. Au contraire, l'acquéreur au sens du Code de la consommation est un sujet influençable, susceptible de surendettement, et qui doit être protégé et accompagné par des règles juridiques, des institutions, des professionnels, etc. Le sujet supposé par le discours juridique du Code civil n'est pas le même que le sujet supposé par le discours juridique du Code de la consommation ; mais c'est aussi parce que le capitalisme et ses techniques ne sont plus les mêmes.

Qu'en est-il du sujet « psychologique », du sujet en tant qu'il est non seulement titulaire de droits, mais doté d'un psychisme, de passions, d'une histoire, de complexes, et éventuellement atteint de *maladie mentale* ?

Ce syntagme – « maladie mentale » - correspond à une certaine figure du sujet, sujet du discours juridique et du discours psychiatrique, dont Michel Foucault a montré à quel point elle différait de la figure du sujet de la folie à l'âge classique[64].

Disons qu'il y a eu, au XIXe siècle et jusqu'aux années 1960/70 un paradigme dominant en France, dans les mentalités et dans le discours juridique, à savoir que certains sujets, présumés libres et doués de raison comme tous les autres, étaient temporairement *aliénés*, en raison non pas de leur possession par des esprits mauvais ou de leur transformation en animaux, mais d'une *altération* de leurs facultés, en raison d'une « maladie mentale ». Réserve faite de cette catégorie des « malades mentaux », en fonction de laquelle un discours *médical* s'est constitué (la psychiatrie), le discours juridique était à peu près silencieux sur le « sujet psychique ».

Tout change avec ce « paradigme de santé mentale » évoqué au commencement de cet essai, paradigme dans le cadre duquel le discours juridique s'empare massivement du *sujet psychique*, au point que tout citoyen est aussi un sujet susceptible non seulement de maladie mentale, mais encore de troubles psychologiques, de risques psychosociaux, de traumatismes, de dommages psychiques, etc. ; c'est ce que, après bien d'autres, j'ai tenté de mettre en évidence au premier chapitre.

J'envisage maintenant les incidences de ce paradigme pour un sujet spécifique : celui qui fait métier de psychologue.

La question que je traiterai est donc celle-ci : à quelle place, quelle fonction, quelle posture le psychologue est-il aujourd'hui assigné

---

[64] Je précise à nouveau que ma référence - voire ma *révérence* - aux travaux de Michel Foucault ne vise pas tant les *thèses* développées par celui-ci (Marcel Gauchet et Gladys Swain avancent des thèses contraires qui me paraissent plus convaincantes) que sa *méthode,* et plus encore sa *posture de penser* ; et lorsque j'utilise des syntagmes foucaldiens, ce n'est pas nécessairement dans le sens défini par le *sujet pensant* Michel Foucault.

comme sujet du discours juridique ? Quelle est la logique qui s'impose au psychologue comme tel, en tant que cette logique est définie dans cet ordre symbolique particulier qu'est le discours juridique ?

Je crois devoir préciser au préalable qu'à mon sens, le sujet moderne – disons, pour donner un repère historique communément partagé, celui qui se constitue à partir de 1789 - s'inscrit dans un *régime de narcissisme* caractérisé par au moins quatre passions narcissiques : le savoir ; l'opinion ; la santé ; et l'idéal.

Il y a des *régimes de narcissisme*, historiquement hétérogènes et culturellement déterminés : par exemple, une mort glorieuse au champ de bataille était considérée par les anciens Hellènes comme une chose désirable, pour un homme ; en revanche, le *savoir* - au sens moderne : le savoir techno scientifique - appartenait aux esclaves, les experts et les ingénieurs (l'équivalent de ce que nous appelons aujourd'hui *expert* ou *ingénieur*) étaient des esclaves [65].

Dans une cité médiévale de la péninsule italienne, l'*opinion* au sens contemporain n'existait pas : il y avait la *réputation*, personnelle ou familiale ; il y avait des convictions religieuses ; il y avait des pratiques de parole, telles que par exemple l'éloge ou le blâme, la médisance ou la flatterie ; il y avait peut-être quelque chose comme des *idées* ; mais l'objet « opinion », c'est-à-dire un jugement / sentiment personnel ou collectif susceptible de produire une décision dans le cadre d'un processus dialectique structuré, cet objet n'existait pas dans les mentalités du temps.

---

65 Paulin Ismard : La démocratie contre les experts – Les esclaves publics en Grèce ancienne. Le Seuil.2015. Comme on le sait, Socrate – du moins : le Socrate de Platon – recherchait le savoir chez l'esclave.

Aujourd'hui, en France et sans doute ailleurs, l'opinion est un objet majeur des mentalités : il s'agit d'en avoir *au moins une* ; il y a des institutions et des professionnels occupés à fabriquer de l'opinion (mass media ; journalistes ; organisations syndicales et partis politiques ; ou sur Internet le phénomène des *followers*) ; et les opinions s'inscrivent dans des processus décisionnaires, par exemple lors des élections politiques, des procédures judiciaires, ou des débats parlementaires.

La santé fait partie des passions narcissiques du sujet contemporain : elle s'inscrit dans le cadre des intérêts narcissiques du sujet, de ce que Freud appelait les pulsions du moi.

Le *souci de soi*, inhérent à la constitution narcissique du sujet, passe nécessairement, dans la société contemporaine, par les préoccupations de santé, et c'est en termes *sanitaires* que le sujet se construit narcissiquement, à condition d'entendre « *sanitaire* » dans un nouveau sens, plus élargi qu'au XIXe et au XXème siècle.

Du reste, comme le notait Jean Clavreul dans « *l'ordre médical* »[66], quel que soit le discours que l'on tient sur la médecine ou les

---

[66] « *Il y a un caractère commun à tous les ouvrages traitant de la médecine. C'est leur parfaite inutilité pour ce qui concerne la médecine elle-même, qui se caractérise d'être une pratique indifférente à ce qu'on en dit. Les livres sur la médecine contribuent à renforcer l'idéologie médicale, ou bien ils la combattent. Ce sont des discours sur la médecine. Le discours médical est autre chose qui se poursuit selon ses lois propres, qui imposent leurs contraintes, au malade et aussi au médecin. Ce livre ne prétend pas déroger à cette tradition. D'avance il peut prévoir que le lecteur, quelles que soient ses convictions personnelles, ira* prendre médecine *s'il a quelque malaise. Et s'il est médecin, appelé auprès d'un malade, même s'il conteste personnellement l'*Ordre *médical, il donnera une* ordonnance. *Personne ne saurait au fond opposer quelque objection que ce soit quand on sait qu'un traitement anodin peut venir à bout d'une infirmité, ou qu'une intervention techniquement complexe peut sauver une vie perdue.* On ne déroge pas à une obligation qui est

médecins, pour les louer ou les contester, chacun ne manque pas de consulter quand il est malade, et chacun serait prêt à opter pour un traitement médical quel qu'il soit si ledit traitement permettait de sauver la vie d'une personne chère. On est bien là dans un ordre contraignant, qui définit un sujet politique ; or, cet ordre se soutient des intérêts narcissiques de tout sujet [67].

Cette émergence de la santé (physique et donc désormais *mentale*) comme dimension constitutive du narcissisme contemporain, s'est accompagnée d'une transformation de l'ordre médical mis en place à la fin du XVIIIe siècle, analysé par Foucault dans la « Naissance de la Clinique », ordre désormais remplacé par une techno – bureaucratie sanitaire, dont le discours transforme radicalement la position du sujet politique[68] (à savoir d'une part le sujet qu'on

---

constituée par un savoir assuré ». J. Clavreul : L'ordre médical. Editions du Seuil.1978. p.9.

[67] Cette configuration du narcissisme concerne aussi la mort : qui pourrait avoir aujourd'hui l'idée saugrenue de *donner sa vie* pour... la patrie, Dieu, la liberté, si ce n'est un terroriste fanatisé ?

Le film « *La mort en direct* » de Bertrand Tavernier proposait, au début des années 80, une anticipation de ce qui allait devenir non seulement la téléréalité, et le triomphe du voyeurisme généralisé, mais encore l'exacerbation d'un pouvoir médical doté du privilège divin de faire reculer la mort - le discours transhumaniste constitue aujourd'hui le versant idéologique de ce pouvoir. Le choix effectué par l'héroïne, interprétée par Romy Schneider, de refuser le traitement capable de lui sauver la vie, correspondait de ce point de vue à un acte *éthique* d'affirmation par un sujet de ce qu'il ne se réduisait pas à ses intérêts narcissiques.

[68] L'expression « sujet politique » est à entendre dans son opposition dialectique à « sujet de l'inconscient ». Il s'agit du sujet tel qu'il est produit par les systèmes symboliques inhérents à un groupe humain déterminé : notamment la langue, les systèmes de parenté, les rituels, ou encore, pour les sociétés occidentales contemporaines, le discours juridique.

dénommait *patient*, et d'autre part le sujet de l'art médical, le médecin, le *docteur*).

On assiste à l'émergence corrélative d'une nouvelle « *gouvernementalité* », avec un ensemble d'idéaux (la transparence ; l'égalité ; la qualité ; le bien-être ; la sécurité thérapeutique ; etc.) ; un nouveau type de normativité (les avis, les recommandations, les bonnes pratiques, les protocoles, les procédures) ; de nouveaux représentants d'un pouvoir qui s'exerce autrement que sur le mode de l'inégalité hiérarchique, économique, ou universitaire (la Haute Autorité de Santé ; les Agences Régionales de Santé ; les comités d'éthique ; le défunt Conseil National de la Santé Mentale ; etc.).

Dans le champ proprement *psychique*, cette évolution se traduit par l'apparition de nouvelles normes et valeurs *juridiques* (le dommage psychique et le principe de sa réparation intégrale ; la prévention et la répression des risques psychosociaux ; la prise en charge des traitements thérapeutiques par la collectivité à travers des mécanismes assuranciels), *fondées sur* et *référées à* des valeurs morales, des idéaux positifs (le bien-être ; l'égalité ; la bienveillance ; etc.) ou négatifs (la discrimination ; la maladie ou le trouble ; la pauvreté ; la haine ; etc.).

Dans les développements qui suivent, je chercherai à définir les contours du sujet produit par le système juridique lui-même, indépendamment des valeurs et des idéaux auxquels il réfère, et qui lui assurent sa légitimité, tout en favorisant l'inscription des sujets concrets dans la position du sujet politique abstraitement défini par le système : ainsi Don Quichotte vient-il à s'inscrire, comme sujet concret quoiqu'imaginaire, *à la place* de ce sujet politique qu'était le *chevalier* dans le système symbolique issu du Moyen Âge, pour le subvertir et contribuer à sa liquidation.

La question à laquelle je chercherai à apporter quelques réponses dans le présent chapitre peut donc se formuler comme suit : sachant que le discours juridique gouverné par le paradigme de la « santé mentale » comporte un *effet sujet* ; que cet effet se diffracte en positions diverses (le patient, le médecin, le gestionnaire, etc.) cohérentes entre elles et homogènes au discours considéré ; de quel sujet s'agit-il pour le psychologue, en vertu non pas de ses préférences personnelles, de ses « qualités professionnelles », ou de ses idéaux, mais exclusivement en vertu de la détermination que ce sujet reçoit du système juridique, considéré comme étant un des éléments de l'ordre symbolique[69] ?

Il ne s'agit pas de définir quel est le *travail* attendu du psychologue, selon le contexte et les objectifs de son intervention : car on n'atteindrait alors que l'*agent*.

Il s'agit de décrire, à partir du discours juridique, et aussi des *actes de travail* du psychologue, le sujet supposé par ce discours et par ces actes.

Par exemple, l'entretien clinique, le diagnostic, l'installation d'une alliance thérapeutique, pouvaient constituer des actes professionnels du psychologue en tant qu'*agent* ; aujourd'hui, il s'agit beaucoup plus d'évaluation, traçabilité, suivi thérapeutique, c'est-à-dire d'*actes de travail* différents, qui certes définissent un *agent* différent, mais qui supposent également un *sujet* différent, tout comme le passage du Code civil au Code de la consommation a modifié la définition du sujet du discours juridique quant à l'acte de vente.

La question n'est pas tant : qu'est-ce que le psychologue a *à faire* au temps de la santé mentale, mais : dans quelle position subjective est-il placé du fait de cet « *à faire* », et du fait du paradigme de la santé mentale.

Ce paradigme fait du soin psychique un enjeu politique majeur : le *maître*, la figure abstraite et dépersonnalisée du maitre

[69] Le terme d'« ordre » s'entend ici au sens quasi mathématique : une logique antisymétrique et transitive.

contemporain, ce n'est plus quelqu'*un* qui ordonne, qui décide, ou qui juge – c'est un ensemble coordonné de discours, de dispositifs, de protocoles, de pratiques sanitaires, visant à *soigner*, à dispenser au sujet des soins attentifs, personnalisés, continus, gratuits, ceci dans la limite et dans le respect du narcissisme dudit sujet, de ce qui est considéré comme *son bien*.

Le paradigme de la santé mentale entraîne une psychologisation de nombreux registres professionnels : psychologisation de la justice (les techniques judiciaires de prise en compte de la *personnalité* du prévenu ; l'injonction de soins ; la rétention de sûreté [70] ; visent autant un sujet *malade* à soigner qu'un sujet *responsable* à punir) ; psychologisation des relations professionnelles (avec l'émergence de l'idéologie des risques psychosociaux, et de l'énorme continent des discours, des pratiques professionnelles, des institutions de « santé /bien-être au travail ») ; psychologisation de l'enseignement (quant au statut de l'élève ; quant à la position et aux compétences attendues de l'enseignant ; quant à l'analyse des phénomènes du

---

[70] L'article 706-53-13 du Code de procédure pénale dispose : « *A titre exceptionnel, les personnes dont il est établi, à l'issue d'un réexamen de leur situation intervenant à la fin de l'exécution de leur peine, qu'elles présentent une particulière dangerosité caractérisée par une probabilité très élevée de récidive parce qu'elles souffrent d'un trouble grave de la personnalité, peuvent faire l'objet à l'issue de cette peine d'une rétention de sûreté selon les modalités prévues par le présent chapitre, à la condition qu'elles aient été condamnées à une peine de réclusion criminelle d'une durée égale ou supérieure à quinze ans pour les crimes, commis sur une victime mineure, d'assassinat ou de meurtre, de torture ou actes de barbarie, de viol, d'enlèvement ou de séquestration* ».

L'article 706-53-15 précise que « *la juridiction régionale de la rétention de sûreté ne peut prononcer une rétention de sûreté qu'après avoir vérifié que la personne condamnée a effectivement été mise en mesure de bénéficier, pendant l'exécution de sa peine, d'une prise en charge médicale, sociale et psychologique adaptée au trouble de la personnalité dont elle souffre* ».

champ pédagogique) ; psychologisation de l'intervention sociale, mais aussi des relations familiales et conjugales[71] ; etc.

Cette psychologisation génère à son tour l'émergence de nouvelles figures subjectives – la personne en situation de handicap ; l'élève souffrant d'un trouble du déficit de l'attention ; le pervers narcissique ; l'individu dangereux[72] ; et bien sûr cette figure transversale qu'est *la victime,* actuelle ou virtuelle, si essentielle à l'économie discursive de la santé mentale – figures à la fois imaginaires et symboliques qui instituent, par effet réflexif mais pas nécessairement symétrique, autant de figures de professionnels, d'experts, d'intervenants.

Par rapport à l'ensemble de ces figures et à ce mouvement de psychologisation, *le* psychologue – pour autant que l'usage du singulier soit, pour un instant de raison, justifié – se trouve soumis à deux mouvements de sens contraire : la *dissolution* (puisque la prise en compte de la dimension psychologique est assurée par les juges, les enseignants, les travailleurs sociaux, et autres agents de l'action publique, la figure du psychologue perd comme telle sa consistance) et la *démultiplication* (le nombre des situations justifiant *l'intervention psychologique* ne cessant d'augmenter, les effectifs de psychologues doivent aussi augmenter, avec une spécialisation de plus en plus poussée : on n'est plus seulement psychologue du travail ou psychologue clinicien, mais psychologue du travail en cabinet de recrutement, ou en prévention des risques psychosociaux, ou en

---

[71] Lise Demailly : La psychologisation des rapports sociaux comme thématique sociologique. In M. Bresson (dir.), La psychologisation de l'intervention sociale. Editions L'Harmattan. 2006 p. 35. Maryse Bresson : La psychologisation de l'action sociale : paradoxes et enjeux. Revue Informations sociales 2012 n° 169.

[72] Michel Foucault : L'évolution de la notion d'individu dangereux dans la psychiatrie légale. Dits et écrits III n°220

prise en charge des traumatisés du travail) ; d'où, au niveau du « narcissisme institutionnel » (*la* « profession » de psychologue), l'appel à une réglementation du titre, un code de déontologie, une caution universitaire – enfin tous les éléments de construction d'une *identité professionnelle* mise à mal, mise à toutes les sauces, mise en cause.

On peut discerner dans cette évolution une première fonction proprement *politique* du psychologue : à savoir une contribution à l'installation généralisée du paradigme de santé mentale, et du *régime de narcissisme* qu'il implique.

Par sa présence dans un organigramme, le psychologue signifie la prise en compte des idéaux inhérents à ce paradigme par l'organisation considérée. Par son titre et son savoir universitaire, le psychologue témoigne que la dimension du sujet est compatible avec l'ordre technocratique. Par son travail, le psychologue confirme qu'il y a *lieu à soins,* et valide l'inscription, la lecture et le traitement des *troubles* (troubles sociaux et troubles de l'ordre public ; troubles du caractère et du comportement) dans la dimension *thérapeutique*, et non plus simplement politique, ou pédagogique, ou judiciaire. Par sa fonction même, le psychologue valide l'insertion du *risque psychique* dans la panoplie des risques susceptibles d'assurance (maladie, vieillesse, chômage), de prévention (bonnes pratiques ; recommandations ; formations) ; et de réparation (indemnitaire et/ou thérapeutique) [73].

---

[73] Ce surgissement de la catégorie de *risque* dans le droit contemporain est évoqué par M. Foucault dans les termes suivants : « *En éliminant l'élément de la faute dans le système de la responsabilité, les civilistes introduisaient dans le droit la notion de probabilité causale et de risque, et ils faisaient apparaître l'idée d'une sanction qui aurait une fonction de défendre, de protéger, de faire pression sur d'inévitables risques. Or, d'une manière assez étrange, c'est cette dépénalisation de la responsabilité civile qui va constituer un modèle pour le droit pénal. Et ceci à partir des propositions fondamentales*

Ce qui est ainsi attendu du psychologue, c'est donc de contribuer, en actes et en personne, à la généralisation de la logique inhérente au paradigme de la santé mentale, et à la nouvelle distribution des pouvoirs que ce paradigme implique : c'est la dimension proprement *politique* de l'opération, sous couvert de *thérapeutique*.

Cette opération ne va pas du reste sans une certaine ambivalence à l'endroit du « psy ». Henri-Pierre Bass note ainsi, à propos de l'intervention du psychologue dans une unité de soins en cancérologie :

> « *Une demande massive est formulée au psychologue et psychiatre, et en même temps, ce type de prise en charge suscite des motions d'envie et jalousie qui ont pour conséquence de ralentir, voire de mettre en danger l'élaboration des thérapeutes et la permanence de leurs pensées.../. En médecine somatique, le spécialiste du*

---

formulées par l'anthropologie criminelle. Au fond qu'est-ce qu'un criminel-né ou un dégénéré, ou une personnalité criminelle, sinon quelqu'un qui selon un enchaînement causal difficile à restituer porte un indice particulièrement élevé de probabilité criminelle, étant en lui-même un risque de crimes ? Eh bien, tout comme on peut déterminer une responsabilité civile sans établir de faute, mais à la seule estimation du risque créé, contre lequel il faut se défendre, sans qu'on puisse l'annuler, de même, on peut rendre un individu pénalement responsable sans avoir à déterminer s'il était libre et s'il y a faute, mais en rattachant l'acte commis au risque de criminalité que constitue sa personnalité propre. Il est responsable puisque par sa seule existence il est créateur de risque, même s'il n'est pas fautif puisqu'il n'a pas choisi en toute liberté le mal plutôt que le bien. La sanction n'aura donc pas pour but de punir un sujet de droit qui aura volontairement enfreint la loi, elle aura pour rôle de diminuer dans toute la mesure du possible – soit par l'élimination, soit par l'exclusion, soit par les restrictions diverses, soit encore par des mesures thérapeutiques – le risque de criminalité représenté par l'individu en question ». cf. L'évolution de la notion d'individu dangereux dans la psychiatrie légale. Article précité.

psychisme est perçu comme celui qui va libérer la parole. Il suffirait d'exprimer son ressenti pour magiquement résoudre l'angoisse de mort. Le modèle du débriefing est ici majeur, mais il sous-tend parfois une conception très singulière de la question du traumatisme. Celui-ci serait essentiellement perçu comme une blessure internalisée qu'un soin rapide permettrait d'éradiquer. L'on perçoit ici la persistance du modèle médical dans le domaine du psychique »[74].

Selon cette logique, on constate soit que des institutions et corporations anciennes transforment leurs modalités d'exercice, leur image, leur discours, pour les configurer au nouveau paradigme – c'est le cas de l'institution judiciaire, mais également de l'ordre médical –, soit qu'apparaissent de nouvelles institutions et corporations – je pense par exemple à la Haute Autorité de Santé, aux Agences Régionales de Santé, ou aux « services de santé au travail » – configurées dès leur émergence à ce paradigme, et qui tiennent de celui-ci un type de pouvoir spécifique.

Ce pouvoir s'exerce non pas sur le mode de la décision directe et au nom de l'institution (ou de la République), mais par tout un ensemble de procédures et d'instruments d'incitation, de contrôle, de recommandation, édictée *au nom du bien*[75] (du patient, du salarié,

---

[74] Henri-Pierre Bass : Figures actuelles du pouvoir dans les structures de soins – reste-t-il de la place pour l'espace psychique ? Revue de Psychothérapie Psychanalytique de Groupe n° 51.

[75] *« Le vécu du patient apporte un point de vue complémentaire à celui des professionnels de santé. En tenir compte est une nécessité pour que notre système de santé évolue vers plus de démocratie... Nous ne pouvons plus nous contenter de l'analyse des plaintes et des événements indésirables pour améliorer la qualité des soins. Il est indispensable d'aller plus loin. <u>Les patients sont en effet les bénéficiaires ultimes de l'engagement de la HAS en faveur de la qualité des prises en charge. A ce titre, ce sont eux qui doivent guider nos</u>*

du délinquant, de la victime) dont l'effet de contrainte est d'autant plus redoutable qu'il s'accompagne d'une irresponsabilité radicale : car la responsabilité est systématiquement déportée soit vers l'institution-cible (l'hôpital ou le laboratoire ou le praticien auquel s'adressent les *avis* et *recommandations*), soit vers le sujet (le délinquant ou le malade) ; et la fonction du psychologue est de soigner ce sujet-là, ce sujet de la santé mentale, au nom et en conformité avec les idéaux constitutifs de ce paradigme – notamment l'idéal du *bien-être*.

Je viens d'employer le terme *sujet*. Est-il bien adéquat ?

Il semble que nous assistions à un glissement du *sujet* vers l'*agent* : *agent de soi* et de ses projets (éducatif, professionnel, parental, thérapeutique, etc.).

Nous avions aux temps jadis à *advenir comme sujet* : de la mort, de l'angoisse, de la maladie, du sexe, du destin. Les systèmes symboliques et les figurations imaginaires donnaient un appui à cet *advenir sujet* à partir de ces réalités/fatalités avec lesquelles chacun avait *à faire*, à composer.

De ces réalités, il s'agit désormais que nous devenions les *agents* : le principe de la « liberté morphologique » promu par des transhumanistes implique le droit inconditionnel pour chacun de transformer son propre corps à sa guise[76] ; la mutation en cours - à travers l'idéologie du genre - des représentations culturelles du sexe,

---

orientations, nos productions, nos méthodes », affirmait la présidente de la H.A.S Agnès Buzyn, devenue ensuite ministre de la Santé, à l'ouverture d'un colloque « Dynamique patient, innover et mesurer » organisé en novembre 2016 par ladite H.A.S.

[76] Cf. Vincent Calais & Stanislas Deprez (dir.) : « Le corps des transhumains ». Editions Erès.2019

conduit à banaliser la notion d'un « choix du sexe », sous couvert du droit au respect de la vie privée ; l'euthanasie, et les efforts entrepris à différents titres en vue d'« abolir la mort », accréditent le sentiment que la mort est affaire de décision et de moyens mobilisables, de même que les traitements médicamenteux de la souffrance psychique.

La dimension subjective et subjectivante du traumatisme, de l'angoisse ou de la culpabilité s'évapore, au nom du bien-être du sujet. La condition tragique du sujet, sa déréliction foncière, la perte irrémédiable et irréparable que sa pathétique existence comporte ; tout cela est recyclé au sein du paradigme en *troubles, mal-être, perte d'estime de soi, situation de handicap, dommage psychique* etc., et en mécanismes de prévention et d'assurance.

Dans le cadre de ce glissement du *sujet* à l'*agent* - glissement qui transforme tendanciellement l'impératif freudien[77] (« *là où s'est, là je dois advenir* » selon une formulation lacanienne) en un : « *là où s'est, là il s'agit* » – le psychologue est requis d'accompagner le mouvement.

À l'intérieur du paradigme de la santé mentale, en effet, la figure du *sujet* (passif, pathique) tend à s'effacer, soit en raison de courants idéologiques (se faire l'entrepreneur de soi ; responsabiliser les

[77] Comme l'observait Jean Clavreul, la psychanalyse, ou du moins la reprise d'un certain discours analytique, « *n'est pas sans renforcer, dans la mesure où il est largement diffusé, ce discours dominant, et à ce titre, il contribue à constituer une symptomatologie qui serait, sans lui, réparable tout autrement. On appelle ainsi frigidité ce qui n'était que pudeur ou réserve féminine. Des perturbations de la vie sexuelle ou sociale, rangées autrefois dans les catégories de la perversion, de la délinquance, de la criminalité sont interprétés comme symptômes par les intéressés eux-mêmes, indépendamment de toute contrainte, juridique, sociale ou autre* ». L'ordre médical op.cit. p. 183

usagers), soit du fait des pratiques professionnelles (l'éducation thérapeutique ; le « patient traceur ») ; soit encore de techniques thérapeutiques (type T.C.C), au profit d'un *agent* investi du devoir et des moyens de s'*autoproduire* conformément aux idéaux de l'institution dont il est partie prenante.

Cette évolution s'accompagne d'une transformation de l'ordre médical lui-même : alors que la médecine contemporaine et l'espace clinique étaient centrés sur la *maladie*, l'essor des technologies génétiques, prothétiques, neurologiques, s'accomplit selon le modèle d'une amélioration, d'une optimisation des performances attendues d'un corps ou d'un organe : dès à présent, des patients accidentés de la route demandent qu'on leur fabrique une jambe de champion de course pour remplacer leur membre amputé.

Quand un homme annonce qu'il doit se transformer en femme pour donner naissance à une humanité nouvelle, on déclarait au XIXe et XXe siècle qu'il délirait et qu'il était fou – et *en effet* il l'était, pour autant que la définition de la folie ressortit au registre symbolique, au sens de : culturel. Au XXIe siècle, on dit qu'il est transsexuel transhumaniste, et que le devoir de la collectivité est d'accompagner sa « transformation en femme », voire le doter d'un utérus artificiel pour lui permettre de réaliser son « projet parental ».

Cette logique de réparation/augmentation, il appartient au psychologue de la transposer aux « compétences cognitives » de l'« usager en santé mentale », et d'aider l'institution à transformer ledit « usager » en citoyen de la démocratie sanitaire/sociale/culturelle/familiale/participative etc.

Accompagner la transformation du sujet en agent : telle est donc la deuxième fonction politique du psychologue qui me semble découler du paradigme de la santé mentale.

La troisième fonction consiste à répondre à une demande informulée mais omniprésente dans le cadre du paradigme de la santé mentale : *débarrassez-nous du transfert.*

Les faits de transfert sont inhérents aux relations sociales, pour autant que celles-ci dépendent de la parole, et que le sujet aussi bien que le groupe sont commandés par le langage, et plus précisément par ceux des systèmes symboliques qui comportent une « fonction sujet ».

Il y a *du transfert* dans les relations thérapeutique, pédagogique, judiciaire, politique etc.

Le praticien (médecin, professeur, magistrat etc.) tel qu'il était configuré à l'époque des métiers et des professions, avait à « *faire avec* » autant que « *affaire à* » ces phénomènes de transfert ; et le « bon médecin » savait non seulement établir le diagnostic et prescrire le traitement conformément aux règles de l'art médical et aux données de la science, mais également assumer et manier le transfert dont il était le support.

Certes, ce savoir-faire et ce maniement n'était pas ceux du psychanalyste ; certes, également, ce transfert « sauvage » n'était pas du même ordre que celui qu'implique l'association libre et l'entendement freudien ; cependant, il s'agissait – et bien sûr il s'agit toujours dans une large mesure aujourd'hui – de phénomènes transférentiels authentiques.

Avec l'ordre technocratique où nous évoluons désormais, ces phénomènes ne peuvent plus être pris en compte dans le champ social, sauf au titre d'une corporation spécifique de *techniciens du transfert*, comme il y a une corporation spécifique de *techniciens de surface* ; et pour continuer le parallèle, je dirais qu'il s'agit dans un cas comme dans l'autre de contribuer à l'hygiène publique en évacuant de l'espace social tout ce qui est susceptible d'en altérer la propreté, la transparence, l'asepsie, la pureté. *Exit* tristesse et désespoir, amour et haine, angoisse et joie – au royaume du bien-être, qui est aussi le royaume des bien-pensants, seuls les bons sentiments sont admis, à condition que ces sentiments soient aussi raisonnables, *arraisonnables* selon l'ordre thérapeutique[78].

« *Aujourd'hui tout ce ramdam du thérapeutique à tout prix ainsi que toutes ces batteries de tests et de grilles comportementales viennent là boucher le repérage du transfert et sa prise en compte. Phobie du transfert généralisée, pour ces thérapeutes de la phobie sociale !* », écrit Jean-Louis Chassaing[79] – et, ajouterai-je : pour tout technocrate.

La *division du travail* prend désormais des allures de *clivage* : aux psychologues, il revient de prendre en charge l'affectif et le traumatique, le subjectif et le « psychogène » ; aux technocrates du bien-être médicalisé, il incombe d'assurer l'efficacité technique d'un acte ultraspécialisé, dépersonnalisé, appliqué à un agent/acteur de son optimum de santé ; aux gestionnaires numériques, il appartient de comptabiliser et optimiser les flux (de patients et de données, de temps et d'argent, d'actes dits thérapeutiques et de *data*).

---

[78] Jean Baudrillard écrivait en 2000 : « *À défaut de prévenir les catastrophes, on a inventé le « suivi psychologique », où on confie à des experts le contrôle névrotique des populations traumatisées. On « insonorise » mentalement le choc, en quelque sorte, comme on insonorise médiatiquement un événement en proscrivant les images, comment on isole sensoriellement les détenus dans les prisons modernes. Plus besoin de changer la vie, il suffit d'agir sur l'écran cérébral ou les terminaisons nerveuses* ». Cool Memories IV. Editions Galilée. Page 28.

[79] L'ordre thérapeutique et la technique psychanalytique. La Revue Lacanienne. 2008 n°1

Contribuer à la généralisation de la logique inhérente au paradigme de la santé mentale, et à la nouvelle distribution des pouvoirs que ce paradigme implique ; accompagner la transformation du *sujet* en *agent* ; assurer la gestion et la régulation des transferts et de leurs accidents : telles sont me semble-t-il les trois fonctions politiques du psychologue à l'heure de la santé mentale.

Au regard de ces évolutions relativement contraintes et contraignantes, l'office du psychologue ne pourrait-il être infléchi par ses praticiens en des sens différents ?

Trois orientations me paraissent susceptibles d'être dégagées.

Il s'agit en premier lieu du maintien de la parole.

Le temps que nous passons devant les écrans – de télévision, d'ordinateur, de téléphone portable – ne cesse de s'allonger, tandis que le temps de la parole se réduit comme peau de chagrin, c'est le cas de le dire. Dans les espaces professionnels, qu'il s'agisse de l'hôpital ou des bureaux, des entrepôts ou des centres commerciaux, les *occasions* de parole, les *lieux* de parole, les *modalités* de parole disparaissent à vitesse accélérée.

Au regard de cette évolution, les psychologues, assignés à la fonction de « *techniciens du transfert* », pourraient utilement s'emparer de ladite fonction pour concourir à réinstaller/réinventer des pratiques de parole dans les institutions où ils interviennent. A quand une *rhétorique* pour verbaliser les protocoles et les évaluations, une *dialectique* pour structurer les réunions de travail, une *pragmatique des actes de travail* ? A quand des *arts de la mémoire* pour soutenir les récits de vie et les échanges cliniques ? A quand des techniques de mime et de théâtre, d'interrogatoire et de controverse, pour renouveler un champ thérapeutique confisqué par la technocratie sanitaire ?

Une seconde option consisterait précisément à mettre à distance le discours de cette technocratie, à la manière dont Jean Allouch reprend, de fond en comble, la réception du discours du « Président Schreber » ; il écrit, de façon d'ailleurs critique à l'égard de « la » psychologie :

> « *La détermination du registre sur lequel s'inscrit quelqu'un qui parle ne peut être établi que du seul point de vue de son discours. Ce trait distingue l'analyse de toutes les démarches psychologisantes. En disant leur refus de la psychologie, Heidegger, Canguilhem, Foucault, Lacan et bien d'autres ont rouvert cette porte qui fut fermée dès lors que la médecine psychologique a pu largement imposer sa tentative « scientifique » de mainmise sur la folie. Pouvoir aujourd'hui revenir en deçà de ce moment de capture importe, non pour des raisons de principe, idéologiques, éthiques, mais parce que, dans son dire et ses actes, un sujet atteste l'incidence chez lui d'une altérité dont rien n'assure que le registre soit médico- psychologique.*
>
> *Que l'on se reporte à l'étude de Catherine Clément sur la Madeleine de Janet : en Inde elle aurait été non pas une malade mentale mais une renonçante, une sainte…Pour elle comme pour Schreber, le fait d'être « enregistré » en médecine plutôt qu'en religion prolonge les malentendus*

par des actes clairement arbitraires. Schreber est enfermé deux ans et demi en chambre d'isolement »[80].

Une telle posture, si elle implique de renoncer à tout savoir préétabli, n'implique nullement d'abandonner la recherche théorique, la *fabrication collective des appareils à penser*, mais au contraire d'*oser penser là où on ne sait pas* – le réel.

Enfin, une troisième orientation consisterait non pas à tenter de restaurer la vieille figure du *patient*, mais à repérer le sujet qui à la fois *se dit* et *se dissimule* dans l'agent ; accompagner par exemple l'*usager* dans l'appropriation fantasmatique ou onirique de la thérapie ou de l'accompagnement dont il est le sujet ; favoriser l'émergence du symbolique dans les pratiques numériques (réseaux sociaux ; jeux vidéo ; sites funéraires électroniques ; etc.) ; inversement : intégrer les pratiques numériques (type « objets connectés » en suivi thérapeutique), dans leur dimension imaginaire et symbolique – j'ai par exemple rencontré une psychiatre qui propose à certains patients de commenter les photographies prises avec leur téléphone portable.

Je conclus.

L'émergence du paradigme de santé mentale en France témoigne à la fois d'un élargissement de l'entité narcissique « santé » à des espaces « psychiques » qui étaient jusqu'alors ignorés ou négligés, et d'une *extension*, corrélative, de l'*ordre médical*, mais également de la *transformation* de celui-ci : la figure du médecin/psychiatre intervenant en clinicien dans le cadre d'une relation singulière avec un patient s'efface, au profit de l'installation de processus

---

[80] Jean Allouch : Schreber théologien. L'ingérence divine II. Éditions EPEL.2013. p.46

institutionnels de dépistage et prise en charge de « troubles », dans une logique de prévention et d'assurance.

Cette évolution impacte directement l'office du psychologue.

On sait que dans sa conférence de 1956, Georges Canguilhem répondait à la question : « qu'est-ce que la psychologie ? » par un étrillage en règle, déclarant notamment :

> « *En fait, de bien des travaux de psychologie, on retire l'impression qu'ils mélangent à une philosophie sans rigueur une éthique sans exigence et une médecine sans contrôle. Philosophie sans rigueur, parce qu'éclectique sous prétexte d'objectivité ; éthique sans exigence, parce qu'associant des expériences éthologiques elles-mêmes sans critique, celle du confesseur, de l'éducateur, du chef, du juge etc. ; médecine sans contrôle, puisque des trois sortes de maladies les plus inintelligibles et les moins curables, maladies de la peau, maladies des nerfs et maladies mentales, l'étude et le traitement des deux dernières ont fourni de toujours à la psychologie des observations et des hypothèses…/.*
>
> *Pour sélectionner un sélectionneur, il faut normalement transcender le plan des procédés techniques de sélection. Dans l'immanence de la psychologie scientifique la question reste : qui a, non pas la compétence, mais la mission d'être psychologue ? La psychologie repose bien toujours sur un dédoublement, mais ce n'est plus celui de la conscience, selon les faits et normes que comporte l'idée de l'homme, c'est celui d'une masse de « sujets » et d'une élite corporative de spécialistes s'investissant eux-mêmes de leur propre mission…/* ».

Et le philosophe des sciences de terminer cette mise à mort par ce conseil :

> *« C'est donc très vulgairement que la philosophie pose à la psychologie la question : dites-moi à quoi vous tendez, pour que je sache ce que vous êtes ?*
>
> *Mais le philosophe peut aussi s'adresser au psychologue sous la forme – une fois n'est pas coutume – d'un conseil d'orientation, et dire : quand on sort de la Sorbonne par la rue Saint-Jacques, on peut monter ou descendre ; si l'on va en montant, on se rapproche du Panthéon qui est le conservatoire de quelques grands hommes, mais si l'on va en descendant on se dirige sûrement vers la préfecture de police »*[81].

---

[81] Georges Canguilhem : Qu'est-ce que la psychologie ? Cahiers pour l'analyse N° 1/2 1966.

En 1990, Élisabeth Roudinesco concluait sa mise en perspective de ce texte en écrivant :

« Selon Lagache, il faut unifier la branche dite « naturaliste » de la psychologie, qui comprend le behaviorisme et les théories de l'apprentissage (avec la statistique et l'expérimentation) et sa branche dite « humaine », qui rassemble la psychologie clinique et la psychanalyse définie comme « ultraclinique », les deux étant apparentés à une phénoménologie issue de Karl Jaspers. C'est ce programme que Canguilhem met en pièces dans la mesure où, à travers lui, se profile le danger d'un déploiement abusif du modèle psychologique dans l'enseignement des matières nobles. Ce modèle risque, par exemple, d'imposer à la philosophie une fausse théorie du sujet pensant, et surtout de transformer les professeurs en psycho pédagogues ou en animateurs socioculturels. Le combat de Canguilhem mériterait sans doute d'être réactualisé aujourd'hui puisque le modèle psychologique a envahi victorieusement l'édifice scolaire et universitaire, au point que la gestion des phénomènes relationnels prime sur la transmission du savoir…

La dissolution/dissémination de la psychologie à l'heure de la santé mentale conduit les psychologues à s'orienter non seulement vers la préfecture de police, mais également vers le palais de justice, la maison d'arrêt, l'hôpital, l'école ou le lycée, l'usine, la caserne, le service de santé au travail, le cabinet de consultant en risques psychosociaux, etc.

Mais n'est-ce pas précisément *là* et *quand* les coordonnées symboliques du sujet se défont que l'office du psychologue prend tout son sens ?

La triple alliance de la science de l'esprit, de la technologie et de l'organicisme biologique et génétique a triomphé dans tous les domaines du savoir : au point de faire émerger une nouvelle illusion scientiste selon laquelle l'intervention de plus en plus active de la science sur le cerveau humain permettrait de conduire l'homme vers l'immortalité, c'est-à-dire vers la guérison de la condition humaine. C'est la croyance à une pareille sottise qui fit dire, il y a quelques années, à un savant aussi renommé que Jean Bernard une phrase qui n'aurait pas manqué de susciter l'hilarité de Wittgenstein, à défaut les sarcasmes de Canguilhem : « il est certain que les progrès de la pharmacologie dans le traitement des maladies mentales permettront en 2000 de faire disparaître le suicide des sociétés civilisées ».

Elisabeth Roudinesco : Situation d'un texte : qu'est-ce que la psychologie ? In « Georges Canguilhem, philosophe, historien des sciences ». Editions Albin-Michel. 1993.

L'idéal de bientraitance et son efférocité

La psychologisation des univers de travail et de vie, de justice et de soin, de police et de pédagogie, dont l'extension du paradigme de santé mentale est le ressort, s'accompagne de la promotion d'idéaux qui, de la qualité de vie au travail à l'équilibre affectif, du bonheur à l'épanouissement professionnel, du bien-être à la bienveillance, participent de ce régime narcissique du sujet contemporain, déjà évoqué.

Je me propose d'étudier, en fonction de références psychanalytiques, certains des processus inconscients sous-jacents à l'un de ces idéaux nouvellement apparus dans la configuration surmoïque contemporaine, ce non pas tant au niveau des personnes qui s'en prévalent que dans l'institution étatique.

Il s'agit de la bientraitance.

Mon propos n'est pas d'analyser les tenants et les aboutissants de l'inscription subjective de cet idéal, mais d'avancer quelques hypothèses quant au substrat inconscient de son émergence politique et juridique, à la lumière de concepts freudiens.

L'idéal de bientraitance a acquis, depuis une quarantaine d'années, une prépondérance marquée dans le discours normatif régissant les activités des « établissements sanitaires et sociaux », et plus largement le « travail social » et les « services à la personne », pour utiliser les syntagmes en usage. Explicitement ou implicitement, c'est au nom de cet idéal que la « République française » a promulgué des lois et distribué des crédits, suscité des institutions et organisé des procédures, exercé son pouvoir et légitimé son action, protégé des « populations fragiles » et (directement ou indirectement) contrôlé les travailleurs et les organisations ressortissant au champ d'exercice de sa puissance.

« *Pourquoi tant d'amour ?* », peut-on se demander, en paraphrasant la question inverse - mais est-il légitime en l'espèce de *parler d'amour* ?

Du point de vue psychanalytique, l'idéal - qui est l'effet d'un processus spécifique (l'idéalisation, qu'il convient de distinguer des processus de *symbolisation* qui travaillent et transforment également le sujet et le groupe) – s'enracine, pour un sujet, dans un état narcissique archaïque : celui du nourrisson, en qui alternent des (proto-) sentiments d'impuissance et de détresse absolues, et des (proto –) sentiments d'omnipotence et d'élation mégalomaniaque.

En lui – *His Majesty the baby* - Tout est Moi, et Moi est Tout – et ces formules font écho à celle que l'on attribue à Louis XIV – « l'Etat, c'est moi » - qui signe la coïncidence du narcissisme subjectif et du narcissisme institutionnel dans la personne du roi souverain.

Freud fait dériver l'Idéal du Moi, qui se forme dans la psyché du petit enfant, de cet état archaïque : il lui apparaît « *comme le substitut de la perfection narcissique primaire, mais un substitut séparé du Moi par un écart, une déchirure que l'homme cherchera toujours à abolir* », selon la formulation adoptée par Janine Chasseguet-Smirgel, dans un essai décisif quant à l'élaboration théorique de cette notion [82].

Transposant cette analyse aux formations groupales (j'évite le terme galvaudé de « société »), on peut avancer, avec différents psychanalystes, que tout groupe humain doit, comme tout sujet, sortir de l'impasse que comporte pour lui l'oscillation entre une impuissance et une omnipotence également (ressenties comme) absolues, et résoudre l'équation inhérente à cet état dichotomique. En d'autres termes : les collectivités humaines sont animées de

---

[82] Janine Chasseguet-Smirgel : La maladie d'idéalité – essai psychanalytique sur l'idéal du moi. Éditions L'Harmattan. 1999. Trois autres ouvrages ont soutenu l'élaboration du présent texte : Pierre Kaufman : L'inconscient du politique. Presses universitaires de France. 1979 ; Jean-Yves Broudic : Les « bonnes pratiques » à l'épreuve des faits. Du désir dans le soin et le travail social. Editions Erès. 2018 ; Guy Le Gaufey : Une archéologie de la toute-puissance – D'où vient A̸ ? Editions EPEL. 2014.

Plus largement, le présent texte s'inscrit dans le champ de la conceptualisation freudienne des institutions.

processus schizoïdes (qui produisent des clivages destructeurs pour elles-mêmes) et paranoïdes (qui induisent des comportements destructeurs envers d'autres), comme le sont également les nourrissons.

Pour exister en tant que tel, et subsister dans le temps comme étant à la fois *identique à soi* et *différent de la puissance* qui s'exerce envers lui, le groupe comme le sujet inventent, à partir des systèmes symboliques qui leur sont contemporains, des dispositifs de neutralisation simultanée de l'omnipotence et de l'impuissance - et ce sont les processus civilisationnels (soins du corps et pratiques de parole, par exemple) qui instituent tout à la fois du sujet et du collectif.

Le sentiment archaïque d'omnipotence (différencié de son ombre inverse, l'impuissance) ne disparaît pas pour autant : il est, dans un premier *temps logique*, délégué, pour l'enfant, aux figures parentales (laissons-les provisoirement à leur indifférenciation imaginaire), et pour le groupe à une puissance mythique personnifiée, définie par Freud comme *Urvater* (ancêtre, père fondateur) ; dans un second *temps logique*, le sujet enfant et le groupe en son état archaïque (présymbolique) récupèrent, pour eux-mêmes et en eux-mêmes, une partie de cette omnipotence personnifiée – et puisque cette récupération n'est que partielle, elle marque la fin de cet état d'omnipotence aussi irréel que prégnant.

Cependant, conformément à la logique observée par Freud quant aux phénomènes psychiques, les états antérieurs d'une formation groupale quelconque subsistent *à l'identique* malgré le passage dudit groupe à des états postérieurs – ce qui éclaire et justifie pleinement la métaphore archéologique dont usent aussi bien Freud que Foucault.

Le sujet comme le groupe accèdent ainsi, par mutations et métamorphoses, à des formes acculturées de soi, tandis que leurs démons originaires continuent, pour la plupart des groupes et des sujets, leur existence insue.

Les formes sous lesquelles subsiste, à l'état latent (refoulé), l'omnipotence archaïque varient selon les groupes et les cultures.

Dans un courageux essai d'ethnologie [83], Pierre Clastres avait en 1974 mis en évidence, contre la doxa universitaire de l'époque, les minutieux dispositifs symboliques par lesquels des groupes américains Guarani neutralisaient les pouvoirs des « chefs », et assujettissaient ceux-ci à un système contraignant d'obligations multiples. Le groupe leur réservait simultanément un « traitement de faveur » qui exprimait, « *au-delà même de l'attachement de la culture à ses valeurs, l'espoir ou la nostalgie d'un temps mythique où chacun accéderait à la plénitude d'une jouissance non limitée par l'exigence de l'échange ; l'opulence du chef est le songe éveillé du groupe* ».[84]

A une autre extrémité de l'arc-en-ciel des cultures, évoquons l'Etat, soit selon Max Weber « *cette communauté humaine qui, à l'intérieur d'un territoire déterminé (le "territoire" appartient à sa caractérisation), revendique pour elle-même et parvient à imposer le monopole de la violence physique légitime. Car ce qui est spécifique à l'époque présente est que tous les autres groupements ou toutes les autres personnes individuelles ne se voient accorder le droit à la violence physique que dans la mesure où l'État la tolère de leur part : il passe pour la source unique du "droit" à la violence.* »[85]

L'Etat, au sens moderne du mot et de l'institution, compose ainsi avec la toute-puissance archaïque du groupe en la confisquant à son seul profit, et en la transformant en pouvoir politique, selon la logique symbolique qui lui est propre (à savoir le Droit).

---

[83] Pierre Clastres : La société contre l'État. Editions de Minuit, 1974.

[84] Op.cit. p.42

[85] Traduction reprise de Catherine Colliot-Thélène in « La fin du monopole de la violence légitime ? » Revue d'études comparatives Est-Ouest Année 2003. 34-1 pp. 5-31 (disponible sur Persée).

Les idéaux abstraits et dépersonnalisés (tels que « liberté, égalité, fraternité ») au nom desquels s'exerce ce pouvoir, contiennent (au double sens de receler et de maintenir à l'intérieur d'un périmètre) cette toute-puissance : puisqu'ils régissent et soutiennent non seulement la place et la conduite des représentants de l'État, mais encore l'ensemble du système symbolique (juridique) dans sa logique propre.

Qu'elle soit déléguée à un totem ou aux dieux de l'Olympe, à Yahvé ou à la déclaration des droits de l'homme, la toute-puissance originaire (et imaginaire) d'un groupe quelconque subsiste dans ces délégataires mêmes, mais elle subsiste également en son état natif, sous les couches successives des processus culturels et historiques constitutifs dudit groupe comme entité symbolique (langagière) ; et les idéaux d'un groupe (qui, comme les idéaux d'un sujet, sont inhérents à la formation de son équation narcissique) sont des vestiges de cette omnipotence archaïque.

C'est à l'aune de ces quelques repères qu'on se propose d'examiner ici la genèse et l'affermissement de la bientraitance comme un des idéaux au nom desquels l'État français exerce aujourd'hui ses prérogatives.

Nous partirons, pour cerner cet idéal, non seulement dans ses contours politiques, mais encore dans sa dynamique inconsciente, des « recommandations » de l'ancienne A.N.E.S.M (Agence Nationale d'Evaluation Sociale et Médico-Sociale), où cet idéal a trouvé à se codifier dans un dispositif juridique[86].

---

[86] Précisons ce qui va de soi : il est parfaitement légitime, et sans doute inévitable, que l'action politique s'écrive au nom d'idéaux et dans le cadre de dispositifs de pouvoir, tout comme il est parfaitement légitime que la République exerce un contrôle sur les établissements et les personnes qui vivent de ses subsides. Le présent texte ne saurait donc en aucune façon s'interpréter comme une récusation de l'action et du contrôle politiques en tant que tels, mais seulement comme une invitation à s'interroger, à partir de références freudiennes, sur les effets et les origines des modalités d'action politique ici évoquées – d'autres modalités sont possibles.

Rappelons d'un mot l'origine de cette « A.N.E.S.M », intégrée depuis le 1er avril 2018 à la Haute Autorité de Santé, mais dont la disparition en tant qu'entité juridique autonome laisse subsister un corpus normatif toujours *en vigueur* (juridiquement) et toujours *vigoureux* (idéologiquement).

Créée par la loi de financement de la sécurité sociale du 21 décembre 2006, l'Agence succédait au Conseil National de l'Evaluation Sociale et Médico-Sociale dans l'exercice des missions d'évaluation interne et externe des établissements et services sociaux et médico-sociaux (E.S.S.M.S), évaluation instituée à titre obligatoire par la loi n°2002-2 du 2 janvier 2002 « rénovant l'action sociale et médico-sociale ».

À ce titre, l'Agence définissait et coordonnait les évaluations interne et externe des E.S.S.M.S selon deux modalités :

- l'évaluation interne et continue, par l'établissement lui-même et sous la responsabilité de ses dirigeants, s'effectuait selon des procédures, références et « recommandations de bonnes pratiques » validées ou élaborées par l'Agence ;

- l'évaluation externe et périodique (quinquennale) s'effectuait par des organismes habilités par l'Agence ; le résultat de cette évaluation, communiqué aux tutelles (Etat et Conseil Départemental notamment) déterminait (et détermine toujours) mécaniquement le renouvellement ou non de l'agrément de l'établissement – autant dire : son existence économique, et donc son existence tout court.

On était donc (et pour l'essentiel on est toujours) en présence d'un dispositif politique pyramidal, instituant et organisant des relations de pouvoir, non pas sur le modèle d'une structuration hiérarchique, mais à travers des mécanismes d'évaluation et de contrôle, en fonction de règles préétablies (les « recommandations de bonnes pratiques »), elles-mêmes placées sous l'égide de l'idéal de bientraitance. D'où un dispositif simultanément politique et discursif articulé en trois propositions interdépendantes :

- l'établissement fonctionne et reçoit des financements *si* et *seulement si* il est agréé ;
- l'agrément de l'établissement dépend d'une évaluation effectuée tous les cinq ans par des auditeurs externes eux-mêmes agréés par l'Agence, par référence à des « recommandations de bonnes pratiques » ;
- l'établissement doit lui-même s'autoévaluer en continu, toujours par référence aux « recommandations de bonnes pratiques ».

Le couple « agrément – évaluation » définit donc des places et des fonctions (évaluateur/évalué ; agréant/agréé), et s'ordonne à des normes juridiques d'un type nouveau (les « recommandations de bonnes pratiques »), l'ensemble fonctionnant au nom et dans le cadre de l'idéal de bientraitance.

Lors de l'installation du Conseil National de l'Evaluation Sociale et Médico-Sociale, précité, qui a produit différentes recommandations (reprises ensuite par l'A.N.E.S.M et désormais par la H.A.S), le Directeur Général de l'Action Sociale Jean-Jacques Trégoat déclarait notamment : « *La validation de références, procédures et recommandations de bonnes pratiques professionnelles sera donc une étape essentielle dans le démarrage de vos travaux* »[87].

De façon plus générale, l'objectif de l'ancienne A.N.E.S.M était de développer une « culture de bientraitance » dans les établissements sociaux et médico-sociaux. Dans une synthèse de Janvier 2012, l'Agence définissait ainsi cet idéal :

> « *La bientraitance est une culture inspirant les actions individuelles et les relations collectives au sein d'un établissement ou d'un service. Elle vise à promouvoir le bien-être de l'usager en gardant à l'esprit le risque de*

[87] Ouverture du Conseil National de l'Evaluation. Discours d'installation du 15 avril 2005. Revue Vie sociale et traitements.2006-4. Disponible sur Cairn.

> *maltraitance. Elle ne se réduit ni à l'absence de maltraitance, ni à la prévention de la maltraitance. La bientraitance se caractérise par une recherche permanente d'individualisation et de personnalisation de la prestation. Elle ne peut se construire au sein d'une structure donnée qu'au terme d'échanges continus entre tous les acteurs.* »

Une trentaine de « recommandations » ont ainsi été émises, au titre de la promotion de la « bientraitance », par l'A.N.E.S.M ; citons par exemple : l'expression et la participation des usagers dans les établissements relevant du secteur de l'inclusion sociale ; les conduites violentes dans les établissements accueillant des adolescents : prévention et réponses ; mission du responsable d'établissement et rôle de l'encadrement dans la prévention et le traitement de la maltraitance ; l'exercice de l'autorité parentale dans le cadre du placement ; le questionnement éthique dans les établissements sociaux et médico-sociaux ; l'évaluation interne : repères pour les établissements d'hébergement pour personnes âgées dépendantes.

Notons d'ores et déjà que ce dispositif politique correspond très exactement à une formation surmoïque, telle que Freud en envisageait l'instance, en 1914, dans les termes suivants :

> « *Il ne serait pas étonnant que nous finissions par trouver une instance psychique* [une institution politique telle que la H.A.S.] *particulière qui remplisse la tache de veiller à ce que soit assurée la satisfaction narcissique provenant de l'idéal du moi* [l'idéal étatique de bientraitance], *et qui, dans cette intention, observe sans cesse le moi actuel* [l'E.S.S.M.S] *et le mesure à l'idéal* [l'évaluation interne et externe de conformité aux recommandations des bonnes pratiques]. *Si une telle instance existe, il est impossible que nous la découvrions inopinément. Nous ne pouvons que l'identifier comme telle* [comme formation surmoïco-politique] *et nous*

pouvons nous dire que ce que nous nommons notre conscience morale remplit cette caractéristique. La reconnaissance de cette instance nous permet de comprendre ce qu'on appelle le désir d'être remarqué ou, pour mieux le dire, le délire d'observation qui apparaît avec une telle netteté dans la symptomatologie des affections paranoïdes [la transparence/surveillance généralisée] *mais peut aussi se produire comme affection isolée ou bien de façon sporadique dans une névrose de transfert. Les malades se plaignent alors qu'on connaisse toutes leurs pensées, qu'on observe et surveille leurs actions ; ils sont avertis du fonctionnement souverain de cette instance par des voix qui leur parlent, de façon caractéristique, à la troisième personne* ».[88]

Mutatis mutandis, les modalités d'agrément et de contrôle des établissements sanitaires et sociaux impliquent simultanément l'instanciation d'un surmoi et l'institution d'un idéal ; et cet idéal (la bientraitance) exerce une fonction politique, mais correspond également à une dynamique groupale inconsciente.

Avant de revenir plus longuement sur cette dynamique groupale, il est instructif d'évoquer la genèse et la fonction politiques de cet idéal.

La promotion de l'idéal de bientraitance résulte de choix politiques effectués depuis les années 1990 et surtout 1998, et, par-delà les changements de majorité présidentielle et parlementaire, dans le même sens, selon la même logique, avec les mêmes buts.

La démarche de l'évaluation interne et externe ; l'objectif de « démocratie sanitaire » ; et la promotion de « la santé mentale » dans l'ordre juridique résultent respectivement de la loi précitée du

---

88 Sigmund Freud : Pour introduire le narcissisme. Presses universitaires de France. O.C.F. XII p.237 et 238.

2 janvier 2002 « rénovant l'action sociale et médico-sociale », de la loi dite Kouchner du 4 mars 2002 « relative aux droits des malades et à la qualité du système de santé », et de la loi du 17 janvier 2002 dite « de modernisation sociale », élaborées toutes par une majorité parlementaire dite de « gauche plurielle », M. Jospin étant Premier ministre et Mme Aubry Ministre du Travail.

La loi dite « H.P.S.T » du 21 juillet 2009, élaborée sous l'autorité de Mme Bachelot et la présidence de M. Sarkozy, si critiquée pour son inspiration dite libérale ou néo-libérale, n'a nullement remis en cause les principes fondamentaux de la « démocratie sanitaire », ni interrompu le processus d'émergence et de croissance de ses organes décisionnaires (Haute Autorité de Santé et Agences Régionales de Santé), ni bien sûr invalidé les idéaux inhérents à ladite « démocratie ».

Le Conseil National de l'Evaluation Sociale et Médico-Sociale, puis l'A.N.E.S.M, ont été créés par des majorités parlementaires dites de « droite républicaine », à l'initiative de deux gouvernements Raffarin successifs ; cette Agence a exercé ses missions sans discontinuer de 2007 à 2017, MM. Sarkozy et Hollande étant successivement Présidents de la République, jusqu'à sa disparition au 1er avril 2018 du fait de son intégration à la H.A.S.

Le directeur de ladite agence, M. Didier Charlanne, a exercé ses fonctions sans solution de continuité de 2007 à 2017. Mme Annie Fouquet, administratrice de l'INSEE et ancienne Inspectrice générale de l'Inspection Générale des Affaires Sociales, a présidé le conseil scientifique de l'A.N.E.S.M de 2012 à 2017, après avoir présidé la Société Française d'Evaluation, qui orchestre l'évaluation des politiques publiques.

Ministre « des Solidarités et de la Santé » du Gouvernement Philippe, sous la présidence de M. Macron, Mme Agnès Buzyn, avait été nommée présidente de la Haute Autorité de Santé en mars 2016 par le Gouvernement Valls, sous la présidence de M. Hollande. En février 2018, elle a, *ès qualités*, installé la « *Commission de promotion de la bientraitance et de lutte contre la maltraitance* », qui doit « *s'attacher à proposer des mesures de protection en direction des personnes vulnérables en raison de leur âge ou d'un handicap* », selon les termes du communiqué de presse du Gouvernement.

On peut donc constater une parfaite continuité d'inspiration en la matière, la division bipolaire traditionnelle de la représentation politique française demeurant manifestement sans incidence sur les fondamentaux de « *l'action sociale et médico-sociale* ».

À cet égard, la circulaire DAS n°98/275 du 5 mai 1998 diffusée sous la signature de Madame Martine Aubry, marquait le point de départ d'un processus d'affermissement étatique et juridique de l'idéal de bientraitance : alertée sur la situation des enfants « *maltraités dans des institutions qui ont pour mission d'assurer leur protection et de favoriser leur développement* », la ministre rappelait les fonctionnaires à leur « *responsabilité civique particulière qui impose une vigilance et une rigueur exemplaires* ».

Toutefois, il faut remonter 20 ans en arrière pour assister à la naissance administrative de cet idéal, dans… une pouponnière.

> *« Ce terme, "bientraitance", émergea au sein d'un Comité de pilotage singulier, l'Opération Pouponnières. Sa particularité tient à la longévité exceptionnelle de la mission ; effectivement, lancée en septembre 1978, elle se pérennise jusqu'en juin 2004. Cette mission atypique s'initie en 1977 : Simone Veil, alors Ministre de la Santé, fut alertée par une "recherche-action" effectuée par Janine Lévy et Danielle Rapoport dans une pouponnière extrêmement déficiente de l'Aide sociale à l'enfance, Saint-Vincent-de-Paul à Paris entre 1972 et 1977 présentée sous la forme d'un film percutant, « Enfants en pouponnière demandent assistance ». Simone Veil, alertée, lance cette Opération pouponnières dès l'année suivante. Les maltraitances dont les enfants retirés à leurs parents sont les proies, dans des lieux censés les*

accueillir et les protéger, n'étaient ni véritablement connues, ni reconnues.

Ces vingt-cinq années durant lesquelles ce comité de pilotage ministériel a besoin de se réunir, démontrent à quel point il est alors difficile de ne pas céder au découragement face à la complexité des différents contextes de maltraitances, enracinées dans la société. Simone Veil chargera Danielle Rapoport et Janine Lévy du lancement de cette opération si ambitieuse, mise sous la tutelle du Ministère chargé de l'Emploi et de la Solidarité puis des Affaires Sociales et de la Direction générale de l'Action sociale.

Dans ce contexte complexe et désarmant, le mot "bientraitance" éclot dans le discours de Marie-Jeanne Reichen, coordinatrice de l'exécution de cette audacieuse mission au sein du Bureau chargé de l'Enfance et de la Famille ».[89]

Trois temps peuvent ainsi être rétroactivement dégagés dans la genèse politique de l'idéal de bientraitance :

- un temps de « prise de conscience » militante, entre 1978 et 1998 ;
- un temps de construction d'un appareillage administratif et juridique, de 1998 à 2008 ;
- un temps d'extension de « l'empire de l'idéal », de 2008 à 2018.

---

[89] Alice Duval : La bientraitance dans un établissement de santé : genèse et questionnements éthiques. Mémoire présenté et soutenu pour le Master à l'université Paris Descartes (Laboratoire d'éthique médicale et médecine légale de la Faculté de médecine). Disponible sur Internet.

Revenons sur ces trois temps.

La « prise de conscience » militante s'inscrit en réalité dans l'histoire millénaire de l'occultation et de la révélation des sévices à l'égard des enfants, comme si la mémoire collective et le traitement juridique de ces sévices ne pouvait jamais s'inscrire dans la continuité d'une conscience institutionnelle.

En 1978, cette « prise de conscience » s'effectue à la faveur d'un film documentaire, où l'on découvre, commenté d'une voix grave et sur un ton de circonstance, le travail quotidien d'aides-soignantes et de puéricultrices occupées à soigner des nourrissons de façon machinale, peu affectueuse, sans paroles. L'époque est alors au plus fort de l'*effet Dolto* : l'émission radiophonique « Lorsque l'enfant paraît » heurte et modifie l'image française de l'enfance et de l'éducation, et popularise une idéologie psychanalytique qui au fil des années imprègnera l'action sanitaire et sociale, mais également la protection judiciaire de la jeunesse, la magistrature, sans parler de l'éducation nationale ou de « l'action culturelle ».[90]
A ce stade cependant, l'idéal de bientraitance reste limité au registre éthique : même s'il inspire l'action de représentants de l'État, il n'est pas encore traduit en normes de Droit.

Le pas est franchi au début des années 2000, dans la foulée de l' « affaire d'Outreau » (qui, de décembre 2000 à juin 2006, alimente la chronique judiciaire et l'imaginaire collectif), et à la faveur d'une triple idéalisation - de l' « enfant-sujet », du Droit, et bien sûr de

---

[90] Dans un guide administratif de juin 1999 consacré aux violences à l'encontre des enfants et des jeunes dans les institutions sociales et médico-sociales, et destiné aux Médecins Inspecteurs de Santé Publique et aux Inspecteurs des Affaires Sanitaires et Sociales, on trouve encore des renvois bibliographiques aux œuvres de Anzieu, Bion, Kaes, Mannoni, Racamier, et bien sûr Dolto. La disqualification de l'idéologie psychanalytique intervient peu après, notamment au titre de la prétendue « maltraitance » des enfants autistes, puis du discrédit jeté sur les « expertises psychologiques » lors des procès dits de « l'affaire d'Outreau ».

l'Etat, puisque l'idéalisation idéalise aussi bien son auteur que son objet [91].

Enfin, au troisième temps, l'idéal de bientraitance se généralise : ce n'est plus seulement un principe unificateur des « bonnes pratiques » des E.S.S.M.S : il s'étend aux services d'aide à la personne et virtuellement, à travers la « Q.V.T », à tous les secteurs d'activité ; il ne vise plus seulement à protéger les enfants ou les populations fragiles : il s'applique également aux professionnels salariés et aux

---

[91] En 2010, Danielle Rapoport, psychologue très présente, comme on l'a vu, dès la naissance de l'idéal, tire en ces termes un bilan rétrospectif de cette œuvre législatrice et réformatrice : « *Quelques années après l'adoption de la Convention internationale des droits de l'enfant en 1989, le concept même de bien-traitance a insufflé au respect de ces droits une force singulière. Celle-ci doit beaucoup à la résonance et la dimension émotionnelles attachées à ce seul mot, – dimension qui ne ressortait pas toujours des textes législatifs, même si la récente réforme de la Protection de l'Enfance lui donne enfin une certaine place (cf. la loi du 5 mars 2007). « Bien-traitance », n'est-ce pas justement ce que l'enfant est en droit d'attendre en tant que sujet de droits ? « Sujet », ce terme jusqu'ici utilisé surtout par les philosophes et les psychanalystes, dit bien que tout enfant ne peut être réduit à un objet de soins et de mesures, si précieux soit-il (Clément, 1981), il doit être respecté dans ses besoins et ses désirs spécifiques en tant qu'individu en relation avec son environnement, en tant qu'être humain construisant sa propre personnalité dans une histoire unique et en devenir, et en tant que partenaire actif de son développement. Autour de ce respect envers l'enfant, la bien-traitance tisse une trame subtile qui tient compte de l'extrême fragilité et de la dépendance du petit humain, – une trame faite de tendresse, de cohérence, de continuité, de projets, mais aussi du soutien à la parentalité de son père et de sa mère s'ils sont défaillants, comme de celui des professionnels qui les entourent s'ils sont eux-mêmes en difficulté.* » Publication de la Caisse Nationale d'Allocations Familiales - « Informations sociales » 2010/4 n° 160 | pages 114 à 122. Disponible sur Cairn.

Voir également le site Internet de l'Association « Bien-traitance, Formation et Recherches », fondée en juin 2004 à l'initiative de Danielle Rapoport, Marie-Odile Bériel et de l'équipe de FAER (Formation, Assistance Educative et Recherches).

« usagers » ; il ne constitue plus seulement un principe de déontologie professionnelle : il a vocation à régir les relations civiles en général.

Ici encore, la référence psychanalytique sert parfois de caution à l'intervention étatique. Dans un rapport du 12 décembre 2018 de la Commission des affaires sociales de l'Assemblée nationale, on peut ainsi lire :

> « *Le concept de bientraitance s'appuie également sur une notion tirée de la psychanalyse : il s'agit de la notion de mère « suffisamment bonne » développée par le pédopsychiatre Donald Winnicott, qui traduit une capacité d'adaptation et de « prendre soin » de la mère qui ne se définisse pas de manière générale mais relève d'un ajustement à un enfant particulier, à un moment donné du temps. Cela ne signifie pas que la posture professionnelle de bientraitance– posture d'ajustement à un usager singulier à un moment donné– s'apparente à une posture maternante : cette notion différencie la compétence maternelle d'une quelconque forme de perfection, ou encore d'une compétence abstraite et générale* ».

Cependant, il s'en faut de beaucoup que, malgré quarante années d'efforts continus, l'idéal de bientraitance se soit traduit dans les faits. Dans un avis du 11 octobre 2018, le « Défenseur des droits » écrivait ainsi :

> « *Ces dernières années, des dispositifs de lutte contre les violences institutionnelles ont été élaborés pour les établissements sociaux et médico-sociaux ainsi que dans le domaine de la protection de l'enfance (action recentrée sur les besoins de l'enfant) mais ils paraissent encore insuffisants et insuffisamment pris en compte par les acteurs concernés* ».

Qui ne partagerait les intentions proclamées par les réformateurs successifs en la matière ? N'est-il pas louable et nécessaire de promouvoir la bientraitance à l'égard des mineurs et des personnes âgées ou malades ? Ne fallait-il pas mettre fin aux antiques pratiques mandarinales et/ou autocratiques en reconnaissant les « droits des malades » et leur représentation dans l'institution médicale ? N'est-il pas légitime que la République promeuve le *respect de la personne* et de sa *dignité*, la *parole de l'usager* et la *participation citoyenne*, la conciliation de la *sécurité* avec l'accès à l'*autonomie* ?

Si donc il y a : 1. Consensus politique, 2. Continuité d'inspiration et d'action, et 3. Légitimité morale et républicaine, pourquoi la *bientraitance* n'est-elle pas devenue l'état normal et permanent des « E.S.S.M.S », voire de la communauté dite « République française » dans son ensemble ? Que s'est-il passé pour que tant de bonne volonté et tant de moyens produisent cet effet de bureaucratisation généralisée et de moralisme féroce ? Pourquoi ces méthodes d'évaluation, ces règles d'audit (directement importées de l'industrie automobile)[92], ces procédures de gestion des dépenses, bref : cette *gouvernementalité nouvelle* n'a-t-elle pas abouti à « en finir avec la maltraitance », ni même à une meilleure maîtrise des dépenses de santé et du travail social ?

---

[92] M. Louis Schweitzer, ancien élève de l'ENA et Inspecteur des Finances, président-directeur général de Renault de 1992 à 2005 et président de la Haute Autorité de Lutte contre les Discriminations et pour l'Egalité (HALDE) de 2005 à 2010, a joué à cet égard un rôle décisif. Il exerce désormais ses compétences au service du bien-être animal ; dans un entretien au journal Ouest-France du 23 février 2019, il déclarait par exemple : « *Rien que pour un poulet, nous sommes parvenus à 220 critères pour mesurer le bien-être tout au long de sa vie* ». Gageons qu'avec un tel expert, le Ministère de la Santé pourrait aisément établir un logiciel d'évaluation de la bientraitance des populations « tout au long de la vie », dont le Gouvernement pourrait faire un axe fort de sa communication politique.

Une rapide recension du vocabulaire en usage chez les promoteurs de la bientraitance est instructive : *recommandation, qualité, évaluation, accompagnement, diagnostic, repérage, validation, agrément, trouble, innovation, projet, compétence, autonomie, parcours, enquête, dossier, suivi* - le simple survol des termes et des formules récurrentes dans les « recommandations de bonnes pratiques » le montre avec évidence : une novlangue technocratique s'est subrepticement constituée, au fil de réformes législatives successives dont un commentateur notait, à juste titre, que leur élaboration s'était faite avec un grand concours de débats, colloques, concertations, tant avec les professionnels ou leurs représentants qu'avec les associations et fédérations d'usagers et des familles[93].

C'est en ce point que la perspective psychanalytique quant à l'idéal s'avère aussi éclairante que l'évocation, par un responsable politique, de la « *good enough mother* ».

Observons tout d'abord que le terme de « bientraitance » est apparu dans le champ de la Protection Maternelle et Infantile, pour désigner des sévices, et plus largement des comportements jugés maltraitants envers les nourrissons et les enfants.

De tels comportements ne sont pas sans faire écho au fantasme inconscient décrit par Freud en 1919, et que l'on résume en langue française par le syntagme : « *on bat un enfant* » (ou, selon une autre traduction, « *un enfant est battu* »). Ce fantasme, très général et qui déborde le champ des « perversions sexuelles » où il est mis en acte, suscite une excitation, ressentie (i.e. : consciente) ou non par le sujet. Cette excitation peut, lorsque les valeurs morales du sujet y contredisent, être battue en brèche, c'est le cas de le dire, par une formation réactionnelle de sens opposé : le sujet refoule, ou réprime, cette excitation par divers mécanismes (défense phobique ; intégration d'un trait de personnalité ; conduite moralement irréprochable ; etc.).

---

93 Jean-Yves Barreyre : Les implicites d'une révolution douce. Revue Vie sociale n° 4-2010.

On peut penser que les situations de maltraitance réveillent des échos de ce fantasme inconscient, et que la promotion de la « bientraitance » revêt à cet égard la nature d'une formation réactionnelle.

Un autre mécanisme inconscient peut expliquer la généralisation de l'idéal de bientraitance : celui de l'identification hystérique. Le sujet s'identifie, consciemment ou non, à la personne maltraitée, et par un effet de « contagion émotionnelle », investit sa situation comme la sienne propre. C'est sur le fondement de cette identification que se développent des actions altruistes, qui se revendiquent d'un idéal et se soutiennent de la représentation imaginaire (récits ou films par exemple), des actes de maltraitance.

Ces deux explications, si elles peuvent valoir pour un nombre de personnes même important, ne concernent cependant pas l'institution étatique en tant que telle : puisqu'elles s'inscrivent au niveau du Général (« *c'est comme ça souvent* »), et non pas au niveau de l'Universel (« *c'est comme ça et ça ne peut pas être autrement* »).

Or, dès lors que l'on est en présence d'une norme de Droit – et non d'un simple mouvement d'opinion, d'un effet médiatique, ou d'un discours universitaire –, on doit méthodologiquement pouvoir en rapporter la genèse à des mécanismes inconscients de l'institution elle-même, et non seulement de ses membres, pour autant du moins que l'on accorde quelque crédit à l'approche psychanalytique des groupes.

Pour l'institution comme pour le sujet, l'idéal renvoie, du point de vue freudien rappelé d'emblée, à un état narcissique d'omnipotence et de perfection qui subsiste, hors du temps, à travers la succession de leurs étapes de maturation historique.

C'est *au miroir de cet idéal* que le groupe comme le sujet se forgent de leur forme une image accomplie et valorisée, illusoirement complète, qui constitue un des éléments de leur assiette narcissique.

C'est *au ciel de cet idéal* que le groupe comme le sujet inscrivent leurs mythes et leur histoire.

C'est *au nom de cet idéal* que le groupe comme le sujet combattent leurs démons et s'en déclarent vainqueurs, dans l'ordre symbolico-imaginaire où leur existence est sertie – et quand vainqueurs ils ne sont pas, ou *a fortiori* quand vacille la statue de l'idéal, c'est la consistance narcissique de cette existence même qui est en jeu.

Cependant, on doit, à la suite de Janine Chasseguet-Smirgel, distinguer, dans le *travail de l'idéal* - dans la manière dont l'idéal travaille le groupe comme le sujet - deux modalités au moins :

- soit l'idéal soutient l'effort incessant du sujet et du groupe pour *se* transformer et tenter de « réaliser (symboliquement) l'idéal », au prix d'une remise en cause répétée et douloureuse de soi et de son image ;

- soit à l'inverse le groupe et le sujet court-circuitent ce temps d'élaboration et prétendent réaliser directement l'idéal, préservant ainsi, intacte, l'illusion de perfection narcissique d'où il émane.

Cette illusion est inhérente à l'existence de tout groupe, et pas seulement sous la forme décrite par Didier Anzieu,[94] ni seulement selon un mode imaginaire : c'est parce qu'il y a, dans le fonctionnement des systèmes symboliques (nomination, parenté, mythes, pratiques de parole, etc.) constitutifs du groupe, une

---

94 « *J'appelle "illusion groupale" un état psychique particulier qui s'observe aussi bien dans les groupes naturels que thérapeutiques ou formatifs et qui est spontanément verbalisé par les membres sous la forme suivante : nous sommes bien ensemble, nous construisons un bon groupe, notre chef ou notre moniteur est un bon chef, un bon moniteur ». /… L'illusion groupale cimente alors l'unité du groupe. Elle est à l'évolution d'un groupe ce que le stade de miroir est à l'évolution de l'enfant : une étape nécessaire, mais aliénante, fondatrice du narcissisme groupal.* » Didier Anzieu : Le groupe et l'inconscient-l'imaginaire groupal. Editions Dunod.1975

réflexivité spontanée, que l'identité groupale comporte nécessairement une dimension d'illusion, dont le narcissisme se nourrit, et qui en retour nourrit les pratiques dites religieuses, les techniques thérapeutiques, ou les entreprises politiques et/ou guerrières.

L'Etat en France agit au nom de l'idéal de bientraitance dans l'illusion qu'une telle vertu pourrait s'obtenir par des stages de formation, de bonnes pratiques professionnelles, des chartes éthiques, et des procédures de contrôle de conformité. Ses représentants, élus ou fonctionnaires, sincèrement convaincus de la valeur de leurs principes et de l'authenticité de leurs engagements, manifestent, non seulement par communiqués de presse, mais également à grands coups de budgets et d'enquêtes, de rapports et de lois, de commissions et de recommandations, leur croyance à l'efficacité magique des moyens déployés.

Or, n'est-ce pas la subjectivité même des professionnels qui peut comporter (ou pas) *effet de bientraitance* ? N'est-ce pas l'éthique désintéressée des professionnels, le goût du travail et du service public, la capacité d'écoute empathique, ou l'autorité personnelle qui peuvent emporter quelque *effet de bientraitance* envers autrui ? N'est-il pas plus important, pour éduquer et soigner des enfants, de savoir faire fonds sur l'enfant qui est en soi, plutôt que sur un diplôme ou un manuel de « bonnes pratiques » ?

La logique bureaucratique exclut de son propre mouvement ce qui fait la valeur symbolique du travail – l'engagement subjectif du travailleur, le désir et le plaisir de travailler ensemble, la satisfaction procurée par la créativité symbolique du collectif de travail – et produit un simulacre de « bientraitance institutionnelle » par la surveillance généralisée.

Certes, il est non seulement normal mais encore indispensable que les responsables politiques fassent respecter la norme de Droit.

Cependant, n'y a-t-il pas, dans le Code Pénal, des incriminations suffisantes pour constater, poursuivre et sanctionner les actes ou les inactions constitutifs de « maltraitance » ? N'est-ce pas la mise en œuvre de procédures disciplinaires ou de poursuites pénales à l'égard de ceux – y compris les fonctionnaires, les syndicalistes, ou les magistrats - qui tolèrent ou commettent des abus de faiblesse, des « faveurs sexuelles », ou des dénis quant à la réalité des sévices, qui serait de nature à faire respecter la règle de Droit, plutôt que les avis du « Défenseur des droits » ou les recommandations de la H.A.S. ? N'est-ce pas l'impunité, mieux garantie aujourd'hui par la lâcheté bureaucratique que par les privilèges du rang, qui ruine l'autorité symbolique de la loi juridique ?

L'idéal de bientraitance serait-il le produit d'un Etat incapable de renouveler ses méthodes, de diriger et sanctionner ses agents, d'exercer ses missions, et qui dénie la réalité de son impuissance dans la proclamation creuse et stérile de valeurs morales faciles et démagogiques ?

Cet idéal de bientraitance, dont on a vu qu'il s'était affirmé au *spectacle* – c'est le mot adéquat - d'une maltraitance dans les établissements financés par la République, et non pas dans la constatation des violences commises en famille ou en couple, constitue la clé d'un édifice surmoïque/ narcissique, où l'État qui voit se déliter sa puissance symbolique, tente de maintenir intacte non seulement son image, mais encore cette illusion d'omnipotence qui, dans les temps modernes, s'est incarnée et relativisée dans le dispositif wébérien du « monopole de la violence physique légitime » .

Dans son article précité, Catherine Colliot-Thélène écrivait à ce sujet :

> « *Le concept wébérien de l'État est un concept du pouvoir souverain qui laisse en blanc le problème du fondement du pouvoir. Dira-t-on pour autant que Weber a méconnu la vérité du pouvoir en le rabattant sur sa*

seule face négative, la violence ? /... [Non,] *car la monopolisation de la violence (forme superlative de la contrainte) se confond chez lui, on l'a dit, avec la monopolisation de la capacité de garantir les droits subjectifs, c'est-à-dire de les faire exister. /... Le pouvoir n'est pas pensé ici comme l'antithèse du droit mais comme ce qui lui donne être, et être précisément comme pouvoir (dérivé). En termes banals, cela signifie que la contrainte étatique (là où l'État a réussi à imposer son hégémonie sur les « communautés de droit » concurrentes) est la condition d'existence des droits effectifs.* »

Dit autrement : le vœu d'omnipotence narcissique inhérent à l'existence du groupe et du sujet se transforme, selon les systèmes symboliques développés par chaque culture, en dispositifs de pouvoir qui régulent la destructivité et la violence, les métamorphosent en guerres de conquête ou de libération, les déclinent en pratiques de combat ou de mise à mort, les traduisent en rapports de force « politiques », etc.

L'État moderne, et le discours juridique qui lui est coextensif, est une des formes historiquement réalisées de cette équation anthropologique complexe, par laquelle la haine et la jouissance du meurtre s'inscrivent - non sans malaise... - dans des processus civilisationnels[95].

---

[95] Rappelons cette définition déjà citée : les Erinyes, « *appelées aussi les Euménides (c'est-à-dire les Bienveillantes, d'un surnom destiné à les flatter, et par conséquent à éviter d'attirer sur soi-même, en les nommant d'un nom odieux, leur redoutable colère) sont des déesses violentes. /... Protectrices de l'ordre social, elles châtient tous les crimes susceptibles de le troubler, et aussi la démesure, l'Hybris, qui tend à faire oublier à l'homme sa condition de mortel.* » cf. Pierre Grimal : Dictionnaire de la mythologie grecque et romaine. Presses universitaires de France. 1963. Dans l' « Oreste » d'Eschyle, les Bienveillantes acceptent le jugement d'Athéna, renoncent à poursuivre le héros matricide, et se mettent au service des idéaux de la cité.

Cependant, poursuit notre auteur,

> « *La définition de Weber, répétons-le, ne vise pas un monopole factuel de la violence mais la monopolisation de son usage légitime. Ce qui menace ce monopole, ce ne sont pas des poussées de violence, dans les banlieues ou ailleurs, ce ne sont pas les taux de criminalité, mais la multiplication des instances juridiques et politiques, à côté, au-dessus, à l'intérieur de l'État, que les individus ou les groupes peuvent mobiliser pour conforter des « chances » à chaque fois déterminées* ».

Dit autrement encore : la légitimité dans l'usage de la violence, exclusivement impartie à l'État depuis l'aube des temps modernes (en Europe du moins), se déplace désormais sur d'autres instances (par exemple la Communauté européenne, ou le tribunal pénal international, voire le radicalisme islamique étatisé ou non), de sorte que la solution historiquement représentée par ledit État dans sa forme moderne se défait, faisant resurgir une omnipotence originaire qui n'a en réalité jamais disparue.

L'ombre de cette omnipotence - l'impuissance originaire - n'a pas plus disparu : voici qu'elle ressurgit et s'étend à mesure que se développent les bureaucraties cybernétiques d'aujourd'hui, et que se défont les dispositifs d'agentivité antérieurs. Les institutions, quelles qu'elles soient (mais notamment les institutions publiques), perdent de plus en plus le contrôle de leurs opérations, la maîtrise de leurs actions, l'emprise sur leurs décisions. Le sentiment de cette impuissance se généralise entre leurs membres, leurs usagers, leurs représentants, et les renforce dans la tentation de l'omnipotence, qui n'est jamais si enfouie qu'elle ne puisse resurgir d'un coup.

L'idéal de bientraitance, qui amalgame pêle-mêle dans son spectre moral les abus sexuels et les soins inadaptés, les mouvements d'humeur et les infractions pénales, les fessées et les meurtres, est le masque avenant dont un nouvel ordre politique couvre sa face obscène.

Un mot en conclusion sur la fonction que *la* psychanalyse (ou *des* psychanalystes) exerce dans l'installation insidieuse de ce nouvel ordre.

Formulons la question en ces termes : la psychanalyse est-elle une réponse 1. Crédible ; 2. Possible ; 3. Souhaitable ; aux phénomènes de bureaucratie financière et de moralisation acharnée des univers professionnels et politiques ici dénoncés ?

À cette question trilobée, pour ma part, je réponds clairement par la négative, et ce pour trois raisons.

En premier lieu, les psychanalystes, massivement présents dans les institutions de soin psychique pendant des dizaines d'années, n'ont nullement apporté la démonstration de leur capacité à transformer positivement l'institution thérapeutique ou le « travail social » : l'arrogance, la suffisance, l'autoritarisme avec lesquels certains desdits « psychanalystes » se sont comportés n'a rien à envier avec l'arrogance, la suffisance et l'autoritarisme des mandarins de l'institution hospitalo-universitaire. Le même diagnostic peut du reste être posé à l'égard des organisations psychanalytiques proprement dites : si Freud a proposé des concepts et des thèses décisivement utiles pour penser le lien social et les institutions, l'Eglise qu'il a créée n'a pas fait mieux, c'est le moins qu'on puisse dire, que l'Eglise qu'il a théorisée.

En second lieu, la logique même du discours et de la posture de penser psychanalytiques est radicalement impuissante à *faire norme*, à susciter telle ou telle modalité d'organisation du pouvoir plutôt que telle autre, à proposer tel modèle institutionnel de préférence à un autre. Si la psychanalyse, *une* psychanalyse, peut emporter modification de la position d'*un* sujet quant à ses modes relationnels – mais l'expérience montre que cet effet n'est pas systématique – il est exclu qu'*un* ou *des* psychanalystes puissent, *ès qualités* et *à ce titre*, *faire acte* au niveau des collectivités politiques – alors même qu'un tel acte analytique serait éventuellement possible au niveau des « petits groupes », selon la formule en usage depuis Bion.

Enfin, *la* psychanalyse, lorsqu'elle sert une visée thérapeutique ou un idéal quel qu'il soit – y compris un idéal de vérité – demeure tributaire de deux de ses racines historiques : l'ordre médical (et le champ dit *clinique*) d'une part, l'idéologie des Lumières et son scientisme d'autre part.

Or, ce sont précisément l'ordre médical et l'idéologie des Lumières qui forment aujourd'hui une combinaison politique nouvelle : la gouvernementalité éthico-sanitaire, qui fait du « sujet » et de « la société » deux malades à soigner et à rééduquer.

Avec l'interpellation kantienne « *sapere aude* », le héraut des Lumières, s'adressant aux populations ignares, s'auto-instituait simultanément en savant, en maître d'école, et en libérateur ; ce héraut a désormais son avatar dans le technocrate de la bienveillance, le professionnel du Bien, l'expert en santé mentale et qualité de vie, dont la position se soutient de la gouvernementalité des bonnes pratiques de bientraitance.

Comme l'écrivait Jean Allouch en 1997 – je conclurai sur cette citation :

« *La chose est aujourd'hui en France bien connue : les gens qui mélangeaient les sphères et donnaient des leçons éthiques, tel Sartre, se montrèrent plutôt complaisant envers l'occupant du sol français durant la Seconde Guerre mondiale, tandis que ceux qui distinguaient la fonction de savant de celle de citoyen, tel Cavaillès, surent prendre leurs responsabilités de citoyen quitte à délaisser leurs travaux de savants ou à les reprendre en prison./… Lacan aura sous-estimé, en l'absence d'éthique partagée, la soif de moralité qui caractérise la modernité en Occident, négligé la ruse de la raison qui met les plus nobles idéaux au service de la cruelle jouissance du surmoi »*[96].

[96] Jean Allouch : L'éthification de la psychanalyse – calamité ». Editions E.P.E.L. 1997.

L'angoisse inconsciente groupale

« *Risques psychosociaux* » : apparu au début des années 2000, ce syntagme correspond désormais, tout à la fois, à une catégorie psychosociologique et à un concept juridique, à des institutions et à des procédures, à des valeurs morales et à des méthodes managériales.

Des savoirs s'élaborent dans le champ balisé par ce syntagme. Au voisinage ou à l'intérieur de ce champ, des pratiques professionnelles se transforment, de nouveaux métiers émergent : psychologues ou médecins du travail ; experts autoproclamés ou référencés par l'autorité politique, judiciaire ou universitaire ; avocats spécialisés ; enseignants et chercheurs venus de la sociologie, de la psychologie, ou de la psychosociologie ; médiateurs, éthiciens, régulateurs ; autant de professionnels auxquels le discours des risques psychosociaux est devenu une référence incontournable, quand ce n'est pas le pain quotidien qui les nourrit.

Des normes nouvelles s'installent : guides de bonnes pratiques ou recommandations ; obligations nouvelles de prévention et de réparation ; chartes éthiques ; procédures de signalement ou de traitement ; références de jurisprudence ; etc.

Des figures apparaissent sur la scène sociale, nouvelles ou dotées de nouveaux masques : le salarié suicidé ; le lanceur d'alerte ; le défenseur des droits ; la victime traumatisée ; le manager harceleur ; l'enquêteur avisé ; le juge psychologue ; l'expert sagace ; et l'incontournable « pervers narcissique ».

La littérature des risques psychosociaux et les pratiques qu'elle innerve ont connu depuis 20 ans une expansion remarquable.

Cependant, l'analyse de ce discours, la mise en perspective historique de son émergence, le repérage des enjeux dont il est porteur dans la société contemporaine, apparaissent sinon inexistants, du moins très minoritaires. Un nouveau continent a émergé, et c'est comme s'il existait de toute éternité, comme si après des siècles de « souffrance au travail » et de « malaise dans l'organisation », la conscience avait enfin surgi qu'il fallait « sortir du mal-être » et, par la formation des esprits et la transformation des institutions, en finir avec ces « risques » si dommageables pour chacun et pour tous.

La catégorie des « risques psychosociaux », née dans le champ de la recherche universitaire en psychopathologie, s'est peu à peu croisée avec les disciplines de la sociologie, de l'ergonomie, de la médecine, avant de se développer dans le discours juridique, et de s'épanouir comme une donnée ordinaire des mentalités contemporaines.

Tout comme les concepts freudiens, ou du moins certains d'entre eux (le complexe d'Œdipe, le fantasme, ou même la castration, mais non par exemple la pulsion de mort), ont peu à peu imprégné le discours (l'imaginaire) commun et structuré des représentations et des comportements, la notion de « risques psychosociaux » et la constellation des signifiants qui la composent (harcèlement moral, perversion narcissique, stress au travail, manipulation mentale, etc.) sont devenus des éléments constitutifs d'un certain nombre de discours et de pratiques discursives.

De même, les valeurs éthiques qui innervent, explicitement ou non, le discours des risques psychosociaux se retrouvent, sans solution de continuité, dans les idéaux au nom desquels les acteurs sociaux prétendent agir : le bien-être et la « qualité de vie » au travail, par exemple, l' « intégrité psychique » ou la « santé mentale », sont ainsi devenus au fil des années des références obligées du management des entreprises, des politiques publiques, ou de la gestion hospitalière.

Il en résulte un brouillage non seulement dans la compréhension et le maniement des concepts, mais encore dans l'image que les acteurs sociaux se font d'eux-mêmes et de leur rôle, et par conséquent de leurs pratiques : ainsi, alors que la fonction de juger comportait traditionnellement celle de punir, le discours judiciaire contemporain se structure de plus en plus autour d'une fonction soignante, par référence notamment à des notions issues des « risques psychosociaux ».

Je développe ici l'hypothèse que l'idéologie de la santé mentale (et le discours des risques psychosociaux qui lui est corrélatif) constituent le dernier en date des effets et des avatars d'une logique normative fondée sur l'angoisse inconsciente groupale, distincte de la Loi que Freud, dans le mythe rationnel de la horde primitive exposé dans « Totem et tabou », fait dériver/reposer sur un sentiment de culpabilité inconscient.

On sait que dans la perspective freudienne, le sentiment de culpabilité ne résulte pas de la Loi : c'est celle-ci qui résulte de celui-là, lequel découle de l'ambivalence à l'égard du père originaire assassiné et mangé par les fils coalisés. L'interdit de l'inceste (du rapport sexuel avec la mère, et plus généralement avec les membres du groupe de référence) et du meurtre (des membres du groupe de référence) est un effet de ce sentiment de culpabilité et de cette Loi.

Mon hypothèse est qu'un sentiment d'angoisse inconscient fonde désormais une autre logique symbolique, et témoigne du basculement de « l'univers morbide de la faute » à un « univers anxieux du risque » : c'est dans le cadre de cet univers-là qu'il est possible de comprendre l'émergence du discours des « risques psychosociaux », comme représentation et pratique sociale, et non pas comme catégorie clinique, ou *a fortiori* psychanalytique.

Mon objectif est également d'explorer les conditions de possibilité d'une approche psychanalytique des phénomènes de groupe.

Dans ce chapitre conclusif, j'évoquerai successivement :

- La substitution d'une logique du risque à une logique de la faute dans la loi juridique (A)

- Les trois types d'angoisse inconsciente susceptibles d'éclairer les formations groupales contemporaines (B)

- Les fondements et présupposés théoriques de ma démarche (C).

A. La substitution d'une logique du risque à une logique de la faute dans la loi juridique

Comme j'en ai précédemment avancé l'idée, l'émergence de la catégorie des « risques psychosociaux » s'inscrit dans la continuité de la construction juridique, politique et financière d'un ordre normatif fondé sur le risque, en rupture avec l'ordre normatif fondé sur la faute.

Le capitalisme (le terme d'*industrialisme* serait mieux adapté, mais l'usage a consacré celui de « capitalisme » pour désigner le dispositif symbolique coextensif à l'invention de la machine à vapeur) français du XIXe siècle instituait en position d'*agents* deux sujets à la fois antagonistes et complémentaires : l'entrepreneur (capitaliste) d'une part, le travailleur (salarié) d'autre part.

L'évolution de leurs statuts juridiques respectifs s'est accomplie dans le sens d'une organisation systématique de l'irresponsabilité.

Du côté de l'entrepreneur capitaliste (dans l'histoire industrielle française, au moins jusqu'en 1945, l'apporteur/détenteur de capitaux et le chef de l'entreprise sont le plus souvent confondus dans la même personne), l'irresponsabilité juridique se constitue à mesure que se développent les sociétés de capitaux, dans lesquels la responsabilité de l'actionnaire se limite à la perte du capital investi. A un siècle d'intervalle, les grandes lois de 1867 et 1966 relatives aux sociétés commerciales sont fondées sur ce principe d'irresponsabilité, ou du moins : de responsabilité limitée au seul capital[97].

[97] « *Les sociétés anonymes ont été essentiellement une création du capitalisme. Aussi ne s'agit-il pas de faire remonter leur origine à des entreprises telles que l'Officium procuratorum Sancti Georgii de 1407 à Gênes ou même aux grandes compagnies coloniales hollandaises, anglaises et françaises qui se multiplièrent surtout aux XVIIe et XVIIIe siècles. Les grandes compagnies coloniales et les sociétés anonymes actuelles sont, en effet, deux concepts juridiques totalement différents : l'action telle qu'elle était conçue dans les compagnies coloniales ne comportait pas la moindre limitation de*

Une autre irresponsabilité émerge, plus tardivement, en droit français : alors que les systèmes juridiques structurant les échanges économiques faisaient de la *dette* la pierre angulaire de leur logique normative, et de la *faillite* la marque infamante du déshonneur, le Droit, à partir de 1838 mais surtout après 1945, dissocie peu à peu *défaillance de l'entreprise* et *faute de l'actionnaire ou du dirigeant.* Le défaut de paiement de la dette ne relève plus de la *faillite* mais de « difficultés de l'entreprise », et « *cette expression charitable de « l'entreprise en difficulté » suscite une véritable révolution dans l'histoire du droit de la faillite* »[98].

Ainsi le Droit positif - qui est un des éléments constitutifs de l'ordre symbolique démocratique - a-t-il peu à peu substitué, du côté de l'entrepreneur capitaliste, à une responsabilité pour faute, une responsabilité pour risque, ce risque étant en outre limité à la perte du capital : si j'investis 1000 € pour participer à la création d'une société de capitaux, et que ladite société provoque, de par son activité, quelque dommage (accident de circulation, incendie, ou blessures corporelles) , ou se trouve incapable d'honorer ses dettes, je perdrai certes mon capital investi, mais je ne serai responsable ni du dommage causé, ni des dettes impayées.

Cette limitation de responsabilité – qui n'est pas une imperfection, un défaut de l'ordre normatif capitaliste dans la modernité, mais une de ses conditions de possibilité et un élément essentiel de son extension – se retrouve au niveau de l'autre sujet de cet ordre normatif, à savoir le salarié.

---

responsabilité alors que la responsabilité limitée à la participation financière est au centre de la part sociale d'une société anonyme ». Claude Ducouloux-Favard. L'histoire des grandes sociétés en Allemagne, en France et en Italie. In: Revue internationale de droit comparé. Vol. 44 N°4, Octobre-décembre 1992. pp. 849-881.

98 Jean-Marie Thiveaud. L'ordre primordial de la dette : petite histoire panoramique de la faillite, des origines à nos jours. In: Revue d'économie financière, n°25, 1993. Droit et finance. pp. 67-106.

Dès le « code Napoléon », le principe de l'irresponsabilité juridique des domestiques est énoncé, qui s'étendra progressivement à l'ensemble de ceux qui vivent de leur industrie, que l'on appellera, après 1918, des travailleurs salariés.

Ce principe d'irresponsabilité juridique implique que, sauf faute lourde, la responsabilité d'un salarié s'arrête à son emploi : si je fais appel à un artisan pour réparer la toiture de ma maison, et que sa prestation est mal exécutée, je suis en droit d'obtenir dudit artisan qu'il refasse gratuitement sa prestation, ou qu'il me paye des dommages-intérêts ; si en revanche j'embauche, pour effectuer cette même prestation, un couvreur salarié, et que celui-ci n'effectue pas correctement son travail, je n'aurai d'autre droit, comme employeur, que de « rompre le contrat de travail », comme s'expriment les juristes : sauf faute lourde, le salarié est, en tant que tel, juridiquement irresponsable de son acte et de ses conséquences.

Cette irresponsabilité contractuelle constitue le socle juridique sur lequel s'est construite l'institution contemporaine du salariat, sur la toile de fond d'un patriarcat constitutif de l'ordre patronal industriel du XIXe siècle.

L'*homo œconomicus* d'avant la constitution du salariat moderne (c'est-à-dire d'avant l'émergence de la grande industrie) vit, pour l'immense majorité des populations, en état de *précarité/nécessité économique*.

Le *paysan* - propriétaire ou fermier - sait que sa récolte dépend du gré du vent, et qu'il est à la merci du ciel pour sa ressource : la dimension de l'*aléa* s'incarne dans la forme des nuages et la chaleur de l'air.

L'*artisan* pour sa part dépend de la sûreté de son tour de main, de la réussite des ouvrages qui lui sont commandés, de la réputation qu'il s'est faite au fil du temps. Comme le *commerçant*, il est tributaire du *marché*, local, national ou international, et il fait l'expérience dans sa condition professionnelle de l'*aléa* économique qui, faste ou néfaste, détermine le niveau de ses richesses.

C'est dire que l'agent économique « *indépendant* » - paysan, artisan, commerçant - expérimente au quotidien la finitude de sa condition et la parcimonie des richesses, l'ampleur des efforts à fournir pour y accéder et la rigueur des combats pour les posséder ; du moins cette condition lui enseigne-t-elle le *sens des limites* et *l'existence du manque*, le poids de la dette et l'importance des liens de coopération économique (fournisseur-client ; banquier-emprunteur ; associés-dirigeants ; ouvriers-patron etc.).

En d'autres termes : l'aléa économique est une des figures concrètes du manque de l'Autre et dans l'Autre – pour user d'un terme, dérivé de l'enseignement de Jacques Lacan, qui sera explicité plus loin.

Avec l'émergence du salariat et de la grande industrie, l'aléa économique change de statut : la sauvagerie du capitalisme du XIXe siècle conduit l'ouvrier à une dépendance absolue à l'égard d'un « patron de droit divin », dont la figure s'interpose entre lui et le manque économique, laquelle figure tend dès lors à se confondre avec l'arbitraire et l'omnipotence – la *père-version*. La condition salariale induit ce leurre, que la production et la distribution des richesses semble ressortir à la décision, à l'ingéniosité, à la générosité du *patron*, et non à l'action d'un collectif – l'entreprise – dont ledit *patron* (n') est (que) le représentant.

C'est contre (*tout contre*, comme on dit) cette imago paternelle que se mettent en place, après 1918, les mécanismes assuranciels de l'*État-providence* (là encore, le syntagme en usage s'impose, tout insatisfaisant qu'il soit).

La loi de 1898 sur les accidents du travail institue ainsi un dispositif de prise en charge et d'indemnisation forfaitaire de ceux-ci qui évite à l'ouvrier victime de supporter la charge de la preuve d'une faute du *patron*, et qui exonère celui-ci de sa responsabilité dans l'accident (sauf faute lourde de sa part). Ce compromis historique entre les intérêts conflictuels des entrepreneurs et des travailleurs s'effectue sur la base d'un nouveau paradigme qui substitue le risque à la faute, l'indemnisation à la sanction, la prévention à la réparation, et qui constituera la matrice de l'ordre juridique salarial contemporain.

Cet ordre se présente comme *assurantiel*, et se constitue tout à la fois comme « capitaliste » (par exemple les entreprises d'assurance de biens et de personnes) et « socialiste » (notamment les « assurances sociales ») : quelles que soient leurs différences, une même logique régit la croissance continue de ces modes de constitution du sujet et du lien social.

François Ewald écrit :

> « *L'assurance s'est lentement dégagée de pratiques voisines longtemps concurrentes, de spéculations jumelles et pourtant bien différentes : sociétés de secours mutuel, fraternités d'un côté, paris, loteries de l'autre, constitution de rentes viagères et autres formes d'emprunts d'État enfin. L'histoire de l'assurance doit s'écrire en termes de rationalisation d'institutions et de pratiques existantes et de rationalisation successive des premières formes d'assurance…/.*
>
> *L'assurance est la fille du capital. C'est une forme de sécurité qui n'a pas lieu d'être dans une économie féodale, tant que la propriété est liée à la terre et que l'individu est enserré dans des solidarités familiales, religieuses ou corporatives. Par contre, elle devient nécessaire dès lors que la fortune devient mobilière, que le capital se met à circuler et se trouve exposé aux dangers de la circulation…/.*
>
> *L'assurance n'est pas seulement l'introduction du calcul dans la conduite de la vie, son « économisation », elle porte avec elle une manière propre pour chacun de s'objectiver individuellement et dans son rapport avec les autres. Individuellement, elle fait apparaître l'homme comme un capital. Dans les années 1860, toute une*

campagne en faveur de l'assurance-vie se fera sur ce thème. L'homme est un capital »[99].

L'homme est un capital en effet, une *ressource humaine*, et nombreux sont aujourd'hui les mécanismes et les institutions en charge de gérer, employer, préserver, cette ressource. Ainsi en est-il des « risques psycho-sociaux ».

Je présente ci-après le tableau récapitulatif et comparatif des *risques sociaux* qui, des années 30 aux années 2000, ont fondé et structuré le développement du Droit social et de ses déclinaisons institutionnelles multiformes.

Ce développement ne s'est pas accompli sans que le concept même de *risque social* tel qu'il est sociologiquement vécu et politiquement défini, ne se transforme lui-même au fil de l'histoire. Ainsi en matière de santé, le droit à un revenu de remplacement en cas de maladie, organisé dès 1945 et généralisé en 1973, s'accompagne aujourd'hui de la revendication d'un égal accès pour tous aux meilleurs soins possibles, en même temps que d'un élargissement des obligations de l'employeur à la santé *psychique* et non plus seulement physique[100].

De même, avec la création de la Contribution Sociale Généralisée et son extension continue depuis 1990, la logique assurancielle annexe peu à peu la logique fiscale, en faisant reposer sur l'ensemble des citoyens (et non plus seulement sur les salariés et les « employeurs ») le financement des assurances sociales.

Voici donc ce tableau, qui permet de mettre en évidence la structure organique du Droit social français, en ses deux branches (Droit du travail et Droit de la protection sociale) dont l'ensemble est commandé par le concept juridique de *risque*, d'essence assurancielle.

---

99 François Ewald : l'État-providence. Editions Grasset 1986. pp.181-183.

100 Jean-Pierre Chauchard : De la définition du risque social. Chronique Travail et protection sociale. Juin 2000. Éditions du Jurisclasseur.

RISQUES	DROIT DU TRAVAIL	PROTECTION SOCIALE
VIEILLESSE	Législations sur le départ/ la mise en retraite, le cumul emploi retraite…	Assurance vieillesse de base & complémentaire obligatoire. Assurances supplémentaires par branche ou entreprise.
MALADIE	Garantie de ressources issue de la loi dite de mensualisation du 19 janvier 1973	Prestations en espèces (indemnités journalières et pension d'invalidité) Prestations en nature.
MATERNITE ET ENFANT	Congés de maternité et paternité Congé parental Congés familiaux	Allocations familiales Maintien total ou partiel de ressources en cas de maternité et paternité ou congé parental
ACCIDENTS DU TRAVAIL ET MALADIES PROFESSIONNELLES	Interdiction de licenciement des accidentés du travail Obligation de recherche de reclassement en cas d'inaptitude. Contrôle du médecin et de l'inspecteur du travail	Prestations en espèces (indemnités journalières de sécurité sociale et pension d'invalidité) Prestations en nature.
« EMPLOYABILITE » et CHOMAGE	Obligation de formation à la charge de l'employeur Compte personnel de formation Droit du licenciement Législation relative aux plans sociaux	Assurance-chômage Assistance à la recherche d'emploi et au reclassement
CESSATION D 'ENTREPRISE	Garanties juridiques des créances salariales (super privilège & privilège)	Assurance de Garantie des Salaires

A ce tableau (trop synthétique) des « *risques sociaux* », il convient d'ajouter désormais les « *risques psychosociaux* » :

RISQUES	DROIT DU TRAVAIL	PROTECTION SOCIALE
EPUISEMENT PROFESSIONNEL STRESS AU TRAVAIL	Obligation générale d'évaluation, prévention et réparation par l'employeur des atteintes à la « santé mentale »	Législation des accidents du travail et des maladies professionnelles d'origine psychique
HARCELEMENTS MORAL ET SEXUEL	Idem + Prohibition des agissements et obligation de sanction	

L'émergence de la catégorie des « risques psychosociaux » s'est effectuée, comme on l'a vu, dans le cadre de l'expansion de l'idéologie de la « santé mentale », à partir du modèle anglo-saxon qui lui préexistait (puisqu'il est coextensif à la mise en place d'une « Organisation Mondiale de la Santé » en 1945).

Cependant, si ce paradigme - qui n'avait en France aucun droit de cité jusque dans les années 1990 - s'est acculturé dans les mentalités, les institutions, les pratiques françaises avec cette fulgurante rapidité, c'est précisément *parce que* et *dans la mesure où* il s'est ajusté à l'ordre normatif assuranciel qui lui préexistait dès longtemps[101].

Décisives furent à cet égard les lois du 19 janvier 2002 (dite de modernisation sociale) et du 4 mars 2002 (relative aux « droits des malades »), et les décisions de la chambre sociale de la Cour de Cassation du 28 février 2002 instituant une « obligation de sécurité

101 C'est également parce qu'il a été porté par l'ordre médical et la passion qui en soutient l'efficacité politique : à savoir la passion *moïque* de la santé qui, conjointement à l'opinion, le savoir, et bien sûr l'idéal, définit le régime narcissique du sujet en France contemporaine.

de résultat » contre les accidents du travail et les maladies professionnelles.

La « santé mentale » et le « risque psychosocial » prirent alors rang aux côtés des autres risques sanitaires et professionnels, et firent dès lors l'objet du même traitement juridique : le Document Unique d'Evaluation des Risques, obligatoire pour tout employeur, constitua le support d'une cartographie psychologique des relations professionnelles ; la « fiche de signalement des événements indésirables » se généralisa dans les établissements sanitaires et sociaux à partir de 2004, avec l'obligation de déclarer les facteurs de risque à la Haute Autorité de Santé.

Cette nouvelle normativité s'est mise en place selon les méthodes et les concepts éprouvés dans le champ de l' « assurance qualité », promue par l'industrie automobile depuis les années 90, et selon la même logique du « zéro défaut ».

Ainsi le « risque psychique » devint-il susceptible d'évaluation et de prévention, d'assurance et d'indemnisation, de calcul et de gestion, à l'instar du risque industriel, financier, sanitaire.

> Le système juridique français des relations professionnelles comporte donc, selon l'analyse esquissée ci-dessus, deux traits fondamentaux caractéristiques : la mise en place d'une irresponsabilité juridique systématique ; le développement corrélatif de systèmes assuranciels de gestion, prévention, et réparation des risques, dont en dernier lieu les « risques psychosociaux ».
>
> Mon hypothèse est que ces deux traits sont significatifs d'une logique symbolique fondée sur l'angoisse, et non sur la culpabilité, et que cette angoisse se décline selon trois modalités au moins : fétichiste, hystérique, et psychotique.

Je les évoquerai dans cet ordre, après avoir abordé quelques-unes des questions posées par la notion même d' « angoisse inconsciente groupale » et d' « affect inconscient ».

B. Trois types d'angoisse inconsciente groupale

a. L'affect inconscient

La notion d'une angoisse inconsciente groupale ne va pas sans susciter de multiples questions : l'angoisse, comme *sentiment,* peut-elle être attribuée, référée à un collectif en tant que tel ? L'angoisse groupale n'est-elle que l'addition/multiplication d'angoisses individuelles ? Y a-t-il un sens à attribuer un affect à une entité – le groupe – dépourvue d'un corps propre ? À supposer qu'il soit légitime de parler d'une angoisse groupale, n'y a-t-il pas une difficulté logique à parler de « sentiment inconscient »[102] : car qu'est-ce qu'un *sentiment non ressenti* ? À supposer que le sentiment puisse exister sans être ressenti, en quoi peut-on parler de « sentiment » ?

---

102 Dans une lettre à Fliess du 21 mai 1894, Freud écrivait : « *Je connais trois mécanismes : 1. Celui de la transformation d'affect (hystérie de conversion), 2. Celui du déplacement d'affect (représentations de contrainte) et 3. Celui de la permutation d'affect (névrose d'angoisse et mélancolie)* ». (Lettres à Wilhelm Fliess. Edition complète. Presses Universitaires de France. 2006. p.98). Vingt ans après, il écrit : « *En toute rigueur, et bien que l'usage de la langue reste irréprochable, il n'y a donc pas d'affect inconscient comme il y a des représentations inconscientes. Mais il peut très bien y avoir dans le système Ics des formations d'affect, qui deviennent conscientes comme d'autres. Toute la différence vient de ce que les représentations sont des investissements – au fond, de traces mnésiques – tandis que les affects et sentiments correspondent à des processus d'éconduction, dont les manifestations dernières sont perçues comme sensations... Lors du refoulement, a lieu une séparation de l'affect d'avec sa représentation, sur quoi tous deux s'en vont vers leurs destins séparés.* » (L'inconscient. O.C.F. Presses Universitaires de France.1988 pp.217-219).

Freud a inventé le « sentiment inconscient de culpabilité », à la fois dans la clinique du sujet (avec notamment la réaction thérapeutique négative et la « névrose de destinée »), et dans sa théorie de la culture (avec la culpabilité provoquée par le meurtre du père comme fondement de la Loi) : le sentiment de culpabilité *fait loi*, pour le sujet comme pour le groupe, et cette loi est *la* Loi symbolique même, fondatrice de l'interdit de l'inceste, dans son universalité.

A cette généalogie de la Loi, on peut objecter le constat, issu par exemple d'une ethnologie comparatiste, que d'autres « sentiments inconscients » peuvent, dans d'autres cultures, *faire loi*. Ainsi de la culture japonaise, dont une fine théoricienne a pu écrire :

> « [Au Japon], *c'est la honte qui l'emporte sur la culpabilité.... Dans une culture où la honte est une sanction majeure, les gens sont mortifiés au sujet d'actions qui nous sembleraient, à nous, devoir être plutôt source d'un sentiment de culpabilité. Une mortification qui peut être extrêmement vive et qui n'est pas susceptible d'apaisement, comme c'est le cas pour le sentiment de culpabilité qui trouve rémission dans la confession et l'expiation. Car un homme qui a péché peut toujours libérer sa conscience en avouant sa faute.... Or, là où la sanction majeure est la honte, un homme ne trouve aucun soulagement à rendre sa faute publique, ne serait-ce qu'à son confesseur.... Les cultures de la honte n'offrent donc aucune possibilité de se confesser, même aux dieux. Et elles ne procèdent pas à des cérémonies d'expiation ; bien plutôt invoquent-elles la bonne chance* »[103].

---

[103] Ruth Benedict : « Le chrysanthème et le sabre » (cité par Augustin Berque dans sa présentation du livre in Le Débat n°23 Janvier 1983). Voir aussi l'entrée « Tiger Mother » de l'« Abécédaire Foucault » d'Alain Brossat. Editions Démopolis.2014

Peut-on dire que le discours des « risques psychosociaux », voire plus largement le Droit social français, est fondé sur l'angoisse, comme la normativité judéo-chrétienne était fondée sur la culpabilité, et la normativité japonaise sur la honte ? Et cette angoisse, a-t-elle le statut anthropologique que Freud assignait au sentiment de culpabilité instaurateur de la Loi symbolique de l'interdit de l'inceste et des relations de parenté ?

L'angoisse inconsciente groupale ne peut, comme tout phénomène inconscient, être repérée qu'à des signes, dont le déchiffrement et la lecture nécessitent un travail de repérage, de sélection, de mise en relation, d'interprétation, etc. – bref : une sémiologie.

Si l'élaboration d'une telle sémiologie excède de beaucoup les limites de cet essai et les capacités de son auteur, n'est-il pas du moins possible de trouver, auprès d'autres auteurs, et tout spécialement dans le champ psychanalytique, les éléments utiles à cette élaboration ? Partant de ces éléments, ne peut-on parvenir à différencier des formes d'angoisse, à discerner leurs modalités d'expression, à distinguer leur impact sur la structuration et le fonctionnement du groupe considéré ?

Une observation préliminaire s'impose à cet égard.

Les cultures comportent des systèmes de codification des sentiments, des émotions, des affects, qui permettent au sujet de signifier ceux-ci avec les moyens de son corps (les larmes signifiant tantôt la tristesse et tantôt la joie ; les sourires exprimant tantôt le mépris et tantôt l'empathie ; etc.), avec des discours (les dessins d'enfants ; la déclaration d'amour ; l'annonce de la joie d'une naissance ; le fairepart de décès ; etc.), enfin avec tout un ensemble de techniques de signifiance symbolique (rituels, spectacles, etc.) qui permettent la constitution et l'expression des affects et d'en élaborer l'impact, subjectivement et collectivement.

Les peurs, collectivement et culturellement définies – peur de la peste ou du diable, peur des fantômes ou de la mort, peur de la folie ou de la damnation, peur du chômage ou de la misère – ressortissent à cette *codification des affects.*

Cette codification s'accompagne de la valorisation culturelle de certains sentiments et de l'oblitération de certains autres, en fonction du système symbolique considéré, mais également du principe de plaisir : les sentiments de la honte, de la culpabilité, ou de l'angoisse sont désagréables voire insoutenables, bien qu'ils puissent être jugés normaux voire positifs - ainsi le criminel est-il, de nos jours, requis de ressentir une culpabilité perçue comme le préalable à sa réinsertion dans la communauté des semblables. L'amour et la compassion apparaissent au contraire aujourd'hui singulièrement idéalisés, tandis que l'honneur et l'admiration perdent droit de cité. Se réjouir de la souffrance d'autrui heurte la sensibilité morale ordinaire, qui, à l'inverse, prescrit de s'alerter du réchauffement climatique, de compatir aux souffrances des victimes de harcèlement, ou de s'*indigner.*

La *sémiologie culturelle des affects* comporte ainsi une dimension normative et surmoïque, avec laquelle le sujet doit composer.

Dans « *Le langage de l'angoisse* », Daniel Widlöcher, après avoir évoqué différentes conceptions psychanalytiques de l'angoisse, écrit (c'est sa conclusion) :

> « *L'analyse de l'affect tourne ainsi le dos à une phénoménologie du « vécu ». L'évidence subjective n'est plus le garant nécessaire et suffisant. On comprend que la complexité des opérations mises en cause nécessite que, pour identifier un affect, le sujet recoure à un code culturel et sémantique. Chaque culture, chaque langue, à leur manière, découpent le continuum des jeux régulateurs de l'activité et isolent des formes identifiables considérées comme des émotions types. Mais la carte sémantique des émotions ne varie que dans des limites assez étroites. Il existe des « universels » de la vie tels qu'ils se*

retrouvent d'un individu à l'autre, indépendamment des différences sémantiques et culturelles. »[104]

Ainsi, sans même entrer dans le débat sur le spectre sémantique des différentes dénominations que comporte la langue française (inquiétude, peur, effroi, frayeur, terreur, etc.) pour nommer les affects d'angoisse, il semble possible de caractériser un « régime symbolique des affects », culturellement différenciés, et constitutif du vécu conscient ou inconscient du sujet et/ou du groupe.

Ce *régime symbolique des affects* fonctionne sur la base d'un état d'ambivalence originaire, où ces affects sont *indifférenciés* ; et c'est en raison du travail symbolique de l'Autre qu'une différenciation s'opère, qui permet au sujet d'accéder progressivement à des ressentis différents, non sans que l'ambivalence affective ne continue de s'exercer, à bas bruit, sous une forme ou sous une autre, avec une intensité variable. C'est ce fond d'ambivalence qui permet d'exprimer/dissimuler la haine dans les formes de la tendresse (formation réactionnelle), ou de recevoir les coups comme une expression de l'amour paternel (on bat un enfant).

Ainsi peut-on postuler une certaine diversité culturelle des processus de traitement symbolique des (représentations d') affects (depuis le refoulement jusqu'à l'idéalisation, en passant par la répression et l'isolation, le déni, ou le clivage) tout comme on constate en ethnologie l'hétérogénéité des sentiments qui connotent, positivement ou négativement, les relations de parenté.

La sémiologie des affects s'établit au lieu de l'Autre, pour le sujet comme pour le groupe, et se transmet concrètement, tout comme la

---

[104] « Libres cahiers pour la psychanalyse » 2010/1 N° 21. Disponible sur Cairn. Rappelons que Charles Darwin, dans son ouvrage « L'expression des émotions chez l'homme et les animaux » (1872), définit une batterie d'émotions élémentaires supposées communes à tous les individus de l'espèce humaine. Cf. également Marcel Mauss : L'expression obligatoire des sentiments. Journal de psychologie. 18.1921.

langue dite maternelle, par les mères (et les avatars maternels - nourrices, génitrices, etc. -) et plus précisément : par l'inconscient maternel et son travail symbolique (travail sans agent mais non sans sujet).

C'est également par ce biais que se constituent et s'organisent les fonctions « physiologiques » du sujet (de l'alimentation à la digestion et à l'excrétion, de la locomotion à la préhension, l'audition, et la vision, de la sexuation à la verbalisation) et le régime des pulsions dites partielles.

À partir de l'inconscient maternel et du sujet maternant, l'enfant se configure au discours de l'Autre, en un processus d'hystérisation qui conditionne et sa socialisation, et sa personnalisation. Si le nourrisson n'a pas affaire à une « mère-de-psychotique », cette *hystérisation du sujet* (fille ou garçon) lui permet d' « utiliser » (mais est-il bien l'agent de cette instrumentalisation ?) « son » corps et « ses » fonctions (mais n'est-ce pas le corps de l'Autre avant d'être un corps propre ?) dans des processus de symbolisation, que la psychanalyse typifie en autant de stades libidinaux.

Ce processus d'hystérisation du sujet est ce qui permet d'apparier subjectivement les affects et leurs représentations socialement définies et directement intelligibles, ou subjectivement déformées en symptômes et nécessitant l'interprétation analytique, à partir du *paradigme hystérique*[105].

---

[105] Samuel Lepastier : Le paradigme hystérique. Les Cahiers de l'Ecole Doctorale Université Paris Nanterre 2008-2009. N° 139. L'auteur écrit notamment : « *Freud, en passant de l'hystérie au rêve, a fait subir une révolution considérable à la psychopathologie : non pas seulement d'avoir postulé l'existence d'un psychisme inconscient, idée déjà avancée antérieurement, ni même d'avoir postulé l'existence d'une sexualité infantile, même si les controverses autour d'elle n'ont pas été épuisées aujourd'hui encore, mais d'avoir fait de l'accès hystérique, lui-même une expression érotique, le modèle de tous les systèmes de communications symboliques entre les êtres humains* » (page 88).

L'âge romantique (disons pour fixer les idées : 1789 – 1914) s'est caractérisé par l'émergence en Europe d'une nouvelle codification des affects, d'une nouvelle *langue des sentiments* ; et c'est par rapport à cette codification (et au sujet qui lui est contemporain) que Freud élabore la psychanalyse : le sujet freudien de l'inconscient, ce n'est certes pas le sujet supposé par le discours romantique, mais c'est celui qui utilise (ou qui subvertit) ce discours, c'est le sujet dont le discours (le symptôme) témoigne d'une discordance (ou d'une concordance) avec la sémiologie romantique des affects.

D'où l'importance de la littérature de la fin du XVIIIe siècle au début du XXe siècle dans la définition des entités nosographiques de la psychanalyse : « les Liaisons dangereuses » organisent la scène de la perversion, où le Marquis de Sade, Octave Mirbeau, et Sader-Masoch présenteront leurs récits ; « Madame Bovary » raconte un nouvel avatar de l'hystérie dont Charcot et l'iconographie de la Salpêtrière représenteront le spectacle ; les Contes Fantastiques d'Hoffmann donnent forme à l'angoisse qu'une *Infâmiliarité* peut inspirer ; Amiel présente ce qui deviendra le syndrome de dépersonnalisation dont Kafka imagera « la métamorphose » ; etc.

Cette sémiologie s'est disloquée au tournant de la guerre dite « première guerre mondiale » : après 1914-18, le statut symbolique des sentiments, la logique interne de leur système, les modes culturels de leur structuration et de leur expression changent ; et Freud prend acte (partiellement) de ce changement avec le concept de pulsion de mort et la théorie du « *Malaise dans la civilisation* », sans aller cependant jusqu'à remettre en question - *« l'homme Moïse et le monothéisme »* en témoigne – le statut du sentiment inconscient de culpabilité comme fondateur du processus civilisationnel.

Je suggère deux points de repérage de ce changement : le statut culturel du deuil et de la mort d'une part ; l'émergence avec le nazisme d'un type nouveau de culpabilité, d'autre part.

Concernant le statut du deuil et de la mort, Jean Allouch, s'appuyant sur les travaux de l'historien Philippe Ariès, et analysant le succès de « Deuil et mélancolie » (publié en 1917), écrit :

« Deuil et mélancolie » fut écrit et publié à l'un des rares et décisifs tournants de l'histoire de la mort, au moment où l'Occident glisse de l'exaltation romantique de la mort à son exclusion pure et simple. Ariès appelle ce dernier moment (que nous vivons) « la mort sauvage » ou « la mort exclue » ou encore, par référence aux antérieures figures de la mort, « la mort inversée ». Quels sont les traits de cette ultime figure de la mort ?

1. Il n'y a plus de mort au niveau du groupe, la mort de chacun n'est plus un fait social. Elle n'a donc pratiquement plus rien de public (il n'y a pas plus de public dans la mort inversée que dans « Deuil et mélancolie ») : il n'y a plus aucun signe de la mort dans les villes, ni tissus noirs sur les maisons, ni crêpes sur les vestons, ni cortèges funéraires.../.

L'absence de mort dans le groupe se manifeste aussi d'une façon particulièrement nette dans le fait que l'endeuillé qui, en société, se présente comme tel est devenu un paria, voire un malade.../. Ariès résume d'une formule particulièrement percutante le changement du rapport à l'endeuillé, l'obligation qui lui est faite de souffrir en cachette : « ce qui était autrefois commandé, écrit-il, est désormais défendu ».

2. Il n'y a plus aucun sujet qui meurt.... Dès lors qu'elle n'est plus un événement social, la mort n'est plus non plus subjectivable, fût-ce au sens d'un heurt de la subjectivation...

3. Il n'y a plus de deuil, non seulement par rapport au groupe mais aussi et du coup, en soi. Devenu indécent, le deuil va même jusqu'à se déclarer comme n'étant plus. Ainsi la formule des petits cartons « la famille ne reçoit pas », ou, plus franc encore : « la famille ne prend pas le deuil ». Ce n'est pas seulement qu'il n'y ait plus de codes sociaux pour le deuil, c'est que la société véhicule la consigne : « keep busy » .../.

Le problème du deuil, tel qu'il se présente à nos contemporains, semble désormais tout entier contenu dans une alternative entre exclusion de la mort et prescription surmoïque du travail du deuil. Cette boiteuse alternative suffit à nous indiquer qu'un tel problème est à reconsidérer non pas dans tel ou tel de ses détails mais dans sa formulation même.../.

« Deuil et mélancolie » est un texte écrit dans ce moment tournant et unique où ce qui existait depuis 25 siècles brutalement n'existe plus désormais, moment où en Occident la communauté sociale délaisse tout rituel du deuil. Il doit bien y avoir un rapport entre le succès de « Deuil et mélancolie » et ce délaissement lui-même.../.

« Deuil et mélancolie » est donc un texte précisément écrit à l'instant même où la mort sociale n'ayant plus lieu, le deuil en vient à être socialement frappé d'interdit. Cet interdit ne sera pas sans conséquence « médicale » puisque désormais le deuil « normal » va être reçu comme pathologique. Or, c'est sur ce point même que « Deuil et mélancolie » s'avère bel et bien être une réponse. Il y a, affirme ce texte (mais indirectement, mais assez largement à son insu) un deuil normal, la preuve, c'est qu'il se différencie du deuil pathologique et aussi de cet autre deuil pathologique qu'est la mélancolie. Certes, poursuit-il, il n'y a plus de deuil social ; mais ceci ne laisse pas l'endeuillé absolument démuni, car il lui reste le deuil psychique, et même intrapsychique. Freud, en quelque sorte, cède du terrain à son adversaire (l'éradication radicale du deuil), mais comme pour mieux en reconquérir au moins une partie »[106].

[106] Jean Allouch : Érotique du deuil au temps de la mort sèche. Editions E.P.E.L. 2011 p.130 – 135.

L'éradication du deuil comme pratique culturelle inhérente, jusqu'au début du XXe siècle, à la sémiologie romantique des affects témoigne de la dislocation de celle-ci : au lieu de l'Autre – au sens évoqué ci-après - les mots et les gestes, les signes et les actes pour *dire* (vivre) les affects du deuil, manquent.[107]

Il en va de même du type de culpabilité apparu avec le nazisme.

Bien que ce type de culpabilité ressorte des témoignages qui en documentent la réalité et l'extension, j'en présenterai ici trois illustrations fictionnelles.

> Vilna.1943 : « *Ecoute-moi, dit Schoger, le commandant allemand du ghetto, au jeune Isaac Lipman, joueur d'échecs prodige, écoute-moi bien. Nous allons jouer ensemble, toi et moi. Si tu gagnes, les enfants ne seront pas déportés, mais je te tuerai. Si tu perds, tu vivras, mais tous les enfants de moins de 10 ans partiront pour les camps. Si la partie est nulle, nous en resterons là* ». Au 16ème coup, Schoger ajoute : *« notre contrat n'était pas complet. Il fallait ajouter une clause. Celle-ci : ton sort sera aussi celui de ta bonne amie. Vous avez un seul et même destin, pas vrai ? »*.[108]

> Varsovie. La même époque : « *Le Hauptfürer SS était accompagné par un homme mince, chauve, avec des lunettes, qui scrutait le visage du docteur Łodzer pour voir comment il réagissait à l'offre qu'on lui avait faite.*
> - *Et quelle garantie ai-je que vous respecterez cet accord ? osa-t-il dire.*
> - *Aucune. Mais tu n'y peux rien, je le crains.*
>
> *Habitué à obéir, le docteur Łodzer baissa la tête. D'une voix qui exprimait une peine profonde, il demanda :*

---

[107] Voir aussi Muriel Katz : La privation intentionnelle des rites funéraires : un mal radical. Site ALFEST. 2013.

[108] Icchokas Meras : La partie n'est jamais nulle. Editions Stock.2003.

- *Qui sera sauvé ?*
  Pour la première fois, avec des manières polies, d'homme cultivé, l'homme chauve prit la parole :
- *Cela, c'est vous qui devez en décider. Il lui sourit avec affabilité et ajouta : Vous tous* ».[109]

Ces deux extraits témoignent d'une situation dont le roman de William Styron, « Le choix de Sophie », constitue l'exemple paradigmatique dans la conscience collective contemporaine : contrainte de choisir lequel de ses deux enfants elle sauvera de l'extermination (avec cette stipulation qu'à défaut de choix, ils seront tous les deux assassinés), Sophie se trouve condamnée, par le nazi, à une culpabilité à laquelle le suicide même ne lui permettrait pas d'échapper.

Cette culpabilité, coextensive à l'entreprise nazie, diffère profondément du sentiment de culpabilité de type « judéo-chrétien », à valeur civilisatrice, dont l'archétype a été utilisé par Freud pour fonder la double loi de l'interdit de l'inceste et du meurtre. Abstraction faite de leur différence de statut – un mythe rationnel situé aux temps préhistoriques de l'archéologie des systèmes symboliques ; une pratique historiquement développée par le nazisme – le récit freudien et la littérature de l'extermination des Juifs traduisent et transcrivent deux types de culpabilité hétérogènes quant à leur statut symbolique et à leurs effets subjectifs et sociaux.

L'apparition historique, la production intentionnelle, par les nazis, d'une culpabilité radicalement destructrice, ressortit à cet effacement de la sémiologie des affects évoqué plus haut : l'existence de cette culpabilité est incompatible avec celle du sujet, et avec la loi symbolique.[110] Elle procède – contrairement à ce qu'affirmait

---

[109] Jaume Cabré : Je me souviens. In Voyage d'hiver. Editions Actes Sud.2017 p.154

[110] Michel Gribinski écrit : « *La « scène tragique » qui structure la culture occidentale s'est effondrée entre 1914 et 1945* » ; il évoque, à propos du

Jacques Lacan en 1964[111] - d'une logique exclusive du sacrifice dans sa dimension symboligène (l'extermination des Juifs d'Europe n'est pas un holocauste), y compris du sacrifice de l'Urvater que Freud place au principe de ladite Loi.

Pour conclure sur la notion d' « affect inconscient », il semble légitime de distinguer :

- l'affect dont la représentation culturelle existe, sous une forme ou sous une autre, mais dont l'expression est transformée, déplacée, permutée, et dont l'action, de ce fait, s'accomplit à l'insu du sujet et/ou du groupe considéré ;

- l'affect dont la représentation fait défaut au sujet et/ou au groupe en raison de l'incomplétude (logiquement inévitable mais historiquement contingente) du code culturel des affects – c'est le registre du réel, au sens lacanien.

Si le discours des risques psychosociaux (et plus généralement la normativité juridique contemporaine) ressortit, en dernière instance, à une angoisse inconsciente (et non à un sentiment de

---

nazisme, un « *au-delà du principe de la haine* » qui interroge le concept même de Loi.cf. Les scènes indésirables. Éditions de l'Olivier. 2009 pp.63 s.

111 « *Je tiens qu'aucun sens de l'histoire, fondé sur les prémisses hégéliano-marxistes, n'est capable de rendre compte de cette résurgence, par quoi il s'avère que l'offrande à des dieux obscurs d'un objet de sacrifice est quelque chose à quoi peu de sujets peuvent ne pas succomber, dans une monstrueuse capture.* [...] *le sacrifice signifie que, dans l'objet de nos désirs, nous essayons de trouver le témoignage de la présence du désir de cet Autre que j'appelle ici le Dieu obscur* ». Le Séminaire, livre XI, Les quatre concepts fondamentaux de la psychanalyse. Editions du Seuil. 1994, p. 247.

culpabilité) - comme j'en avance l'hypothèse - encore faut-il préciser la nature de cette angoisse ; celle-ci semble pouvoir être caractérisée :

- comme angoisse de castration avec mécanisme fétichiste (affect inconscient au premier sens ci-dessus défini) ;

- comme angoisse de perte d'amour avec identification hystérique (affect inconscient également au premier sens ci-dessus) ;

- comme angoisse non symbolisable de type « psychotique » (affect inconscient au second sens évoqué ci-dessus).

Avançons vers ces trois angoisses.

b. L'angoisse fétichiste

L'angoisse de castration est pour l'essentiel inconsciente, au sens paradoxal rappelé ci-dessus (non ressentie) : le sujet n'y a pas accès directement. Cette angoisse se signifie dans des symptômes, des rêves, des actes manqués etc., dont le sens et la logique sont accessibles par le travail du penser psychanalytique, ou dans la parole des enfants, ou le délire psychotique, mais non dans le vécu spontané du sujet.

Qu'en est-il au niveau social ? Quelles sont les formes culturellement définies d'inscription et d'expression de cette angoisse ? Cette angoisse existe-t-elle au niveau spécifique de l'institution et du groupe ?

Freud en a repéré la trace dans les pratiques fétichistes, telles qu'elles existent tant chez certains sujets que dans des rites de groupes.

Le terme de fétichisme désignait originairement la pratique de toute *nation « chez qui les objets du culte sont des animaux ou des êtres inanimés que l'on divinise* », et plus généralement des « *choses douées d'une vertu divine, des oracles, des amulettes et des talismans préservatifs* »[112].

Repris par Marx et Freud - chacun selon sa perspective propre – le mot désigne désormais l'objet quelconque – matériel ou immatériel – auquel un sujet ou un groupe attribue, par l'effet d'un processus de symbolisation essentiellement inconscient, la valeur illusoire d'une défense contre le manque et la perte inhérents à la réalité de l'expérience humaine ; ce manque et cette perte se symbolisent originairement chez l'enfant comme manque phallique, contredisant la croyance spontanée à la complétude de la mère.

Ainsi y a-t-il eu en Occident un fétichisme de l'or, dont l'organisation juridique s'est terminée en août 1971, après que le président des États-Unis ait décidé de mettre fin aux accords de Bretton Woods et à la convertibilité du dollar en or ; ainsi y a-t-il, aujourd'hui, un fétichisme mondialisé du dollar – mais peut-être pas un fétichisme de l'euro – et de manière plus générale un fétichisme du capital. C'est ce fétichisme qui est à l'œuvre aujourd'hui dans les institutions dites de « bancassurance ».

Certes, le fétichisme de l'argent ne date pas d'aujourd'hui ni d'hier : il est même légitime de penser qu'il est inhérent à la création de ce signifiant spécial qu'est la monnaie - puisque celle-ci n'existe qu'en raison du transfert de valeur qui la constitue, et ne vaut qu'en raison de ce qu'elle représente.

Deux phénomènes caractérisent cependant la fétichisation contemporaine du capital : l'extension universelle de sa logique mathématique ; et la transformation de ses agents économiques en salariés.

---

[112] C. De Brosses. Du culte des dieux fétiches.1760 cité *in* Paul-Laurent Assoun : Le fétichisme - Que sais-je ?

Sur le premier point, Samuel Lepastier écrit[113] :

> « *Le développement du néolibéralisme étant contemporain de l'introduction des ordinateurs dans les activités financières, non seulement la monnaie mais l'ensemble des biens et services ont été considérés comme des unités de compte interchangeables totalement dématérialisées. Celle-ci a conduit au développement des mathématiques financières dont le but avéré était d'effectuer des anticipations indépendamment de toute réalité économique. Pour gagner en Bourse, il ne fallait plus parier sur les perspectives d'avenir de l'entreprise, mais anticiper l'évolution de son cours en fonction de l'analyse statistique de graphiques retraçant les tendances antérieures. Au-delà des marchés financiers, ces mêmes logiciels sont utilisés pour évaluer – c'est-à-dire à leur donner une valeur financière – l'ensemble des activités humaines, y compris celles qui auparavant ne relevaient pas du secteur marchand.*
>
> *Nous sommes bien ici dans le règne du fétichisme de l'argent. Si pour le libéralisme du XIXe siècle les marchandises s'échangent contre des marchandises, il serait plus exact de dire aujourd'hui : « Les produits financiers s'échangent contre des produits financiers. » Le fétichisme actuel de la monnaie a remplacé le fétichisme de la marchandise d'autrefois.* »

De fait, le développement des techniques financières et assurantielles a, depuis une trentaine d'années, généré un type nouveau de domination économique et politique, un ordre impérial inédit, dont la logique gagne l'ensemble des activités et des existences humaines.

---

113 Samuel Lepastier : Le fétichisme de la monnaie. Revue française de psychanalyse 2013/1 (Vol. 77) p. 91 s.

Cette métamorphose du capital en langage mathématique et algorithmique mondial s'accompagne – c'est particulièrement sensible en France - d'un changement de statut de ses agents économiques.

Le banquier qui, à l'instar de Shylock, risquait *son* argent pour financer les entreprises des autres – donnant ainsi à la confiance - la *fiducia* latine - un statut déterminant dans l'émergence et le développement du capitalisme – est désormais remplacé par le *trader*, qui ne risque plus que l'argent des autres, et que son statut de salarié met à l'abri du risque juridique de la responsabilité civile (sauf infraction pénale, comme l'a montré le cas très médiatique mais rarissime de M. Kerviel).

Contrairement à l'*entrepreneur de banque* de jadis, le « trader » contemporain ne peut que gagner (un peu plus, ou un peu moins, ou rien), mais jamais *perdre* ; et du « conseiller commercial » au président du directoire, les collaborateurs des établissements bancaires français sont des employés (voire des fonctionnaires, polytechniciens ou inspecteurs des finances, qui pantouflent, cumulant ainsi la sécurité statutaire de la fonction publique à la française avec les revenus tirés des capitaux qu'ils gèrent).

La perte d'argent est exclue du champ d'activité des traders, comme la perte de vie est aujourd'hui exclue de sa représentation dans le deuil – ne serait-ce pas la perte elle-même qui est ... perdue de vue ?

A ce fétichisme du capital s'ajoute un fétichisme de l'emploi salarié.

Il consiste à attribuer à l'*emploi* salarié, et aux garanties juridiques de son maintien indéfini, la valeur d'une assurance contre la pauvreté, ou en d'autres termes : contre le manque économique.

Évidemment, *chacun sait* que la richesse résulte non de l'*emploi* mais du *travail*, de processus multiples de création et de valorisation, de dynamiques d'échange et de circulation de la richesse, ou peut-être simplement du don gracieux de ce qui est sans prix[114]. *Chacun sait* qu'un emploi, quel qu'il soit, ne subsiste que pour autant qu'il s'inscrive dans une organisation économique – entreprise ou service public – susceptible d'en garantir la permanence par son utilité sociale.

Mais quand même [115]: on y croit ; dans l'imaginaire français, l'emploi salarié (et plus encore : l'emploi salarié statutairement garanti à vie) fonctionne *de fait* à la manière d'un fétiche enviable et capricieux, dont certains sont les détenteurs privilégiés (les fonctionnaires, militaires et magistrats ; les agents des entreprises publiques ; et dans une moindre mesure les salariés du secteur sanitaire et social), et dont les autres sont injustement privés, ou toujours menacés de l'être.

D'où l'importance depuis 1973, en Droit social français et sur la scène médiatique (l'un ne va plus sans l'autre), du droit du licenciement, notamment pour motif économique : toute

---

114 Alain Caillé. L'idée même de richesse. Editions La Découverte.

115 On reconnait la formule d'Octave Mannoni : « Je sais bien, mais quand même... ». Dans l'article éponyme, il écrit : « *le fétichiste a répudié l'expérience qui lui prouve que les femmes n'ont pas le phallus, mais il ne conserve pas la croyance qu'elles en ont un, il conserve un fétiche parce qu'elles n'en ont pas. Non seulement l'expérience n'est pas effacée, mais elle devient à jamais ineffaçable, elle laisse un stigma indelebile dont le fétichiste est marqué à jamais. C'est le souvenir qui est effacé.../. Une telle formule, bien entendu, le fétichiste ne l'emploie pas en ce qui concerne sa perversion : il sait bien que les femmes n'ont pas de phallus, mais il ne peut ajouter aucun « mais quand même », parce que, pour lui, le « mais quand même » c'est le fétiche. Le névrosé passe son temps à l'articuler, mais lui non plus, sur la question de l'existence du phallus, il ne peut pas énoncer que les femmes en ont un quand même : il passe son temps à le dire autrement. Mais comme tout le monde, par une sorte de déplacement, il utilisera le mécanisme de la Verleugnung à propos d'autres croyances, comme si la Verleugnung du phallus maternel dessinait le premier modèle de toutes les répudiations de la réalité, et constituait l'origine de toutes les croyances qui survivent au démenti de l'expérience* » ».
Clefs pour l'Imaginaire ou l'Autre scène. Éditions du Seuil. 1969. pp.11-12.

suppression d'emplois met en évidence le caractère imaginaire du fétiche, et soulève de ce fait l'indignation, l'angoisse, ou le calcul spéculatif, dans un contexte de chômage structurel qui ne faiblit que marginalement et conjoncturellement depuis près de 50 ans.

D'où l'importance également de la loi *juridique*, conçue comme l'instrument nécessaire et adéquat pour créer, maintenir, favoriser, défendre, sécuriser, garantir l'*emploi*, au moyen soit de dispositions statutaires (pour les trois fonctions publiques et les entreprises dites *à statut* type S.N.C.F.), soit de dispositifs légaux et jurisprudentiels visant à empêcher ou encadrer les « suppressions d'emplois »[116].

Le processus fétichiste s'étend ainsi à la norme de Droit, tout comme le fétichisme du capital s'étend à l'ensemble du système symbolique des relations professionnelles.

Qu'il s'agisse du droit à l'emploi ou du droit syndical, de la protection de la santé « physique et mentale » ou de la promotion de l'égalité, l'évolution du Droit et de la jurisprudence s'exerce toujours dans le sens d'une transformation des enjeux symboliques collectifs en droits financiers individuels : en matière de licenciement économique collectif, par exemple, l'objectif d'intérêt général de sauvegarde de l'emploi sert de caution à une surenchère dans les indemnisations, que ce soit lors de l'élaboration du « plan social », ou dans le contentieux prud'homal des licenciements.

En matière de durée du travail, le « *time is money* » de Benjamin Franklin s'est généralisé à travers une multitude de dispositifs juridiques et de pratiques de négociation, d'aménagement, de comptabilisation des temps de travail et de repos, jusqu'à l'invention

---

[116] Selon le cinquième alinéa du Préambule constitutionnel de 1946, intégré au « bloc de constitutionnalité » de 1958, « *chacun a le devoir de travailler et le droit d'obtenir un emploi* ». Cette formule constitue le fondement juridique de la « république salariale » à la française, et l'expression la plus nette du fétichisme de l'emploi : l'Autre donne là sa garantie (illusoire) qu'il répondra toujours à la demande.

d'un « compte épargne temps », qui fait de celui-ci l'équivalent imaginaire d'un capital à gérer, et du salarié un avatar de Kronos.

La logique de comptabilité généralisée a également conduit à la création du « compte personnel de formation », du « compte épargne retraite » ou du « compte de pénibilité ». Quant aux dispositifs d'évaluation, ils accompagnent désormais tout un chacun de l'éducation nationale à la retraite, pour les examens et les recrutements, la « gestion de carrière », la détermination de la rémunération, et… les « risques psychosociaux », au travers du « document unique » et ses échelles de mesure.

Le fétichisme, comme institution culturelle et comme mécanisme « psychique », comporte pour Freud invention d'un phallus qui est le phallus manquant à la mère : le fétiche est, tant pour le sujet que pour le groupe, ce qui supplée au manque *dans* et *de* l'Autre, en tant que ce manque est, pour le sujet comme pour le groupe, à la fois indispensable et insupportable : l'un comme l'autre ont besoin de croire à l'Autre sans manque, alors même que ce manque est la condition du sujet et du groupe. C'est dire que tout groupe comporte une dimension perverse[117].

Ces processus fétichistes, sous couvert de prévention, gestion, réparation des risques économiques, sociaux, et désormais psychiques, entretiennent l'illusion que l'Autre – omnipotent,

---

[117] Marcel Czermak, concluant ses « Notes sur les perversions dans leurs rapports à la vie des groupes » écrit ainsi : « *La perversion est plus fréquente qu'on ne le croit, mais se repère difficilement, à cause de la collusion qu'elle réalise aisément avec les structures mêmes de la vie sociale… À l'examen de la question générale de la vie publique et des institutions, l'écart entre perversion et vie institutionnelle se révèle infime. Toute la vie institutionnelle porte à un mode pervers. Même la Massenpsychologie de Freud, si éclairante à mettre l'accent sur la névrose obsessionnelle laisse de côté la fonction essentielle du fétiche et du travestissement dans les groupes organisés, de même qu'elle néglige le rôle de fondement qu'y joue le masochisme* ». In « Passions de l'objet ». Editions de l'Association freudienne internationale. 2001. pp.71, 83-84.

omniscient, tout-aimant, etc. – est bien là pour garantir le sujet contre la perte, parce que lui-même est un Autre complet.

Le fétiche assurantiel - en sa triple face capitaliste, salariale, et juridique - fonctionne comme pierre angulaire d'une certaine organisation subjective et groupale, et comme garantie de la complétude et de la toute-puissance d'un Autre purement bon.

Cet Autre, c'est donc la mère phallique dont le fantasme est inhérent à la construction psychique de l'enfant.

> « *C'est là qu'il convient de se demander quel est le statut que ledit enfant peut accorder au refus de l'Autre maternel de le satisfaire, tant sur le plan du besoin que sur celui de l'amour. Il appert alors que, au fil du temps et dans le meilleur des cas, cet Autre peut aussi bien satisfaire que ne pas satisfaire, et que seule cette mystérieuse inconstance en fait autre chose qu'une machine à apaiser les besoins. Satisfaire l'enfant dans toutes ses demandes le transformerait en tyran, le pousserait à chercher à atteindre l'Autre pourvoyeur au-delà des services qu'il exige de lui, quitte à plonger dans l'anorexie pour refuser le gavage, par exemple. Et quant à ne jamais satisfaire les besoins de l'enfant, vu son niveau de dépendance, cela équivaudrait purement et simplement à sa mort.*
>
> *Donc : quelquefois oui, et d'autres non. Voilà le régime auquel l'Autre maternel soumet le sujet en voie d'éclore dans le « défilé » de ses demandes, le mettant face à l'énigme d'une volonté qui paraîtra « capricieuse », non tant à l'observateur impartial conscient de bien des paramètres, qu'au demandeur dans le besoin.../. Au-delà des raisons qui font que cette volonté de l'Autre dévoile toujours plus les ambitions éducatives qui, bien souvent, la commandent, reste ce point où l'Autre lui-même pourrait ne pas savoir si bien ce qu'il veut, et se*

trouver de ce fait, lui aussi, placé à l'enseigne du caprice »[118].

C'est en ce point qu'intervient la loi juridique : car il ne s'agit pas *seulement* d'obtenir de l'Autre une garantie contre la castration (imaginaire) du sujet (et du groupe) ; il ne s'agit pas non plus *seulement* de soutenir le groupe et le sujet dans la croyance en l'Autre non-castré ; il s'agit, cet Autre, de neutraliser son caprice avec des normes de Droit, afin de *garantir la jouissance.* D'où l'assujettissement de la loi juridique à la logique fétichiste assurancielle, et son inscription contemporaine à rebours de la Loi symbolique.

En d'autres termes : le sujet contemporain – au sens de « sujet de Droit », ou « sujet politique » - est *sujet à risques* : risque thérapeutique, risque professionnel, risque économique, risque sanitaire, ou risque « psychosocial » ; et cette inscription du sujet *dans* et *par son rapport* aux risques induit une logique assurancielle, individuelle et collective : il s'agit d'organiser le repérage du risque, sa prévention, sa réparation, son indemnisation [119].

---

[118] Guy Le Gaufey : « Une archéologie de la toute-puissance – d'où vient Ⱥ ? » Éditions E.P.E.L 2014 pp.19-20.

[119] La gestion du risque suppose une double traçabilité : du sujet et des risques.

Le dossier médical, le casier judiciaire, les fichiers innombrables des organismes de sécurité sociale, le carnet scolaire et universitaire, le curriculum vitae, tous ces dispositifs textuels organisent la traçabilité du sujet, la traçabilité exhaustive d'un certain nombre d'événements inhérents à la vie du sujet, et la compilation d'informations numérisables susceptibles d'un traitement de masse. Cette traçabilité donne un semblant de consistance à l'omniscience de l'Autre.

La traçabilité des risques, quant à elle, fait la matière d'une multitude de documents et procédures, qu'il s'agisse des tableaux de maladies professionnelles ou du Document Unique d'Evaluation des Risques, des plans de prévention ou des normes d'assurance qualité, des audits et cartographies du « Risk Management » ou des études statistiques produites

Dès lors, le « *droit de* » ne se transforme pas *seulement* en « *droit à* » : il acquiert le statut de *garantie*, à la fois au sens technique du droit des assurances (risques garantis ; étendue de la garantie ; perte de garantie ; etc.) et au sens imaginaire ; subrepticement, s'impose et se généralise le sentiment que pour tous les risques inhérents à l'existence humaine, il y a toujours un Garant auquel s'adresser.

C'est une version contemporaine de la figure du grand Autre non barré, sur laquelle nous reviendrons.

c. L'angoisse hystérique

Il semble également possible et légitime d'analyser le discours des risques psychosociaux à la lumière de l'abord psychanalytique de la logique hystérique. Le triptyque « médium, interprète, public » théorisé par Samuel Lepastier sera mon premier fil conducteur ; j'évoquerai ensuite le mécanisme de l'identification hystérique décrit par Freud.

Dans ses différents travaux sur l'hystérie, entendue non seulement dans une dimension clinique et psychopathologique, mais encore dans un registre « anthropologique », Samuel Lepastier développe la thèse qu'à travers différents contextes culturels, la *crise hystérique* mobilise les trois instances que sont le *médium* et ses manifestations critiques, l'*interprète* et son discours, et enfin le *public* témoin et spectateur [120].

Dans la médecine hippocratique, la crise hystérique est expliquée par la « suffocation de la matrice » - d'où l'origine étymologique du terme d'hystérie – en fonction du paradigme hellénistique de la Nature. Au Moyen Âge chrétien, les femmes hystériques portent le

---

par les services publics et organismes d'assurance publics ou privés. Cette traçabilité-là conforte la croyance en l'omnipotence de l'Autre.

[120] Ce résumé trop grossier rend mal justice aux pages que Samuel Lepastier consacre à « l'archéologie de l'hystérie » dans le texte précité (« Le paradigme hystérique » pp.54 -70).

masque des sorcières, dont les représentants de l'Inquisition analysent les conduites et les crises comme signes d'un pacte éventuel avec le diable. La Renaissance et la découverte de la circulation sanguine conduisent à élaborer le paradigme des « vapeurs », symptômes d'une vie de désordre et d'excès, et à ouvrir l'espace pour une première caractérisation de formes d'hystérie masculine. Au XIXe siècle, la représentation culturelle de l'hystérie oscille entre pathologie de la passion et défi à la médecine moderne ; le tableau représentant le docteur Charcot en pleine action résume à lui seul le dispositif ternaire.

Le XXe siècle évoluera entre l'exclusion pure et simple de l'entité hystérique du champ psychiatrique, et différentes conceptions médicales (le pithiatisme ; la dissociation psychique ; l'algodystrophie ; notamment).

La singularité de la psychanalyse tient à ce que à l'origine de son développement, « *la compréhension progressive de la clinique de l'hystérie occupe une fonction paradigmatique… Ainsi, il est possible de dire que si, au cours de l'histoire, l'hystérie a été interprétée en fonction de paradigmes culturels qui lui étaient extérieurs, la théorie psychanalytique est fondée sur le paradigme de l'hystérie.* »[121]

D'où une double hypothèse :

- d'une part le triptyque du médium, de l'interprète, et du public est aujourd'hui passé du champ médical/ psychiatrique/ psychanalytique, au champ médiatico-psycho-judiciaire ; et
- d'autre part cette perspective éclaire la logique constitutive du discours des risques psychosociaux.

Significatif à cet égard est l'arrêt rendu le 19 juin 2014 par la Cour d'appel d'Aix-en-Provence, au terme d'une procédure judiciaire ayant son origine dans un accident automobile survenu 20 ans plus tôt, en juin 1994. Bien qu'il corresponde à un contentieux de

---

[121] Ibid. p.53

responsabilité civile, et non de « harcèlement moral », ce cas – déjà brièvement évoqué - est exemplaire à la fois sur le plan judiciaire (non pas tant parce qu'il « ferait jurisprudence », que parce qu'il est un indice précis du positionnement politique de l'institution judiciaire que je tente de cerner ici) et sur le plan de l'approche psychanalytique des faits sociaux.

La victime de cet accident, après avoir présenté des cervicalgies et une importante anorexie, s'est trouvée paralysée des membres inférieurs. La juridiction initialement saisie avait alloué, au titre de l'indemnisation du préjudice subi, 9 500 euros, somme portée en appel à 15 875 euros. La cour d'appel avait notamment estimé, après expertise, que la paraplégie dont souffrait la victime n'avait pas de cause somatique, mais résultait d'une conversion liée à « un conflit psychique inconscient » et d'une prédisposition indépendante de l'accident ; l'auteur de l'accident ne pouvait donc être tenu responsable de ce dommage psychique indirect.

Dans une décision du 10 novembre 2009, la Cour de Cassation casse l'arrêt de la Cour d'appel, au motif notamment que « *le droit de la victime à obtenir l'indemnisation de son préjudice corporel ne saurait être réduit en raison d'une prédisposition pathologique* », eu égard au « *principe de la réparation intégrale* » des préjudices.

La Cour d'appel de renvoi ordonne une nouvelle expertise médicale, qui conclut notamment que « *la pseudo paraplégie dont est atteinte Madame E. relève d'un phénomène de conversion hystérique ; l'imputabilité de cette symptomatologie déficitaire de niveau dorsal moyen au traumatisme cervical bénin subi le 26 juin 1994 n'est pas du tout médicalement établie* ».

Le double diagnostic (absence de fondement organique de la « pseudo paralysie » d'une part ; étiologie hystérique d'autre part) ne comporte donc aucune ambiguïté et fait usage d'un syntagme – la « conversion hystérique » - devenu peu fréquent dans le champ clinique.

Cependant, après nouvelle expertise portant sur les différents chefs de préjudice, la Cour alloue à la victime une somme totale de 2 486 224,63 euros (dont 30 000 euros au titre du « *préjudice sexuel* », au motif que s'il « *n'existait pas d'empêchement physique à l'acte sexuel* [...] *il doit être considéré que le fait d'être incapable de mouvoir la partie inférieure de son corps jusqu'au milieu du tronc constitue indubitablement une limitation à la réalisation de l'acte sexuel* »).[122]

L'affaire est exemplaire de la progression en France de la reconnaissance judiciaire et financière du « dommage psychique » (et non plus seulement du « préjudice moral » d'autrefois), mais également de l'installation du triptyque hystérique dans une configuration nouvelle : au cas d'espèce, il était médicalement et judiciairement établi et non contesté que la paralysie affectant la victime avait une cause purement psychique. Le juge se démarque donc clairement du médecin, et prend ici la place de l'interprète auparavant occupée par ce dernier.[123]

C'est ce même triptyque que l'on retrouve dans le quotidien des relations professionnelles et de la pratique des tribunaux avec le discours des risques psychosociaux.

- Le médium se présente (ou est présenté/représenté par un tiers : représentant du personnel, médecin du travail, avocat, etc.) comme victime de harcèlement moral (beaucoup plus rarement : sexuel), stress au travail, épuisement professionnel etc. Les symptômes s'inscrivent dans un tableau clinique qui va de la « boule au ventre » aux troubles musculo squelettiques, en passant

---

122 Gazette du Palais, 17 février 2015 n° 48, p. 9

123 Déjà à la fin du XIXe siècle le diagnostic de l'hystérie se trouvait au cœur des problématiques de réparation des accidents du travail et des accidents de chemin de fer : si le diagnostic d'hystérie était posé, la responsabilité de l'entreprise était dégagée. Les compagnies d'assurances étaient donc directement intéressées à l'établissement de ce diagnostic ; Freud prendra position sur le sujet dans le prolongement de son séjour parisien auprès de Charcot. Cf. Balbino Bautista : L'hystérie, masculine. « Psychanalyse » 2009/1 n° 14 pp. 5 à 26. Disponible sur Cairn.

par l'anxiété, la « dépression réactionnelle à une souffrance au travail », ou les « idéations suicidaires ». C'est le premier temps de l'installation ternaire du triptyque : la constitution de la plainte, sous différentes appellations – disons de façon générique : « souffrance au travail ».

- L'interprète se présente, au deuxième temps, pour donner son sens à la plainte : le médecin du travail, et/ou l'inspecteur du travail, et finalement le juge – car quelle que soit la fonction (professionnelle) de l'interprète, sa fonction symbolique revient toujours, en dernier ressort, à l'énonciation judiciaire – nomme le mal, en établit les causes, et cautionne/sanctionne (ou au contraire invalide) la plainte ; comme l'Inquisiteur ou le médecin au temps jadis, le juge représente l'Autre, l'autorité constitutive/constituée du triptyque hystérique.

- Au troisième temps constitutif de ce triptyque, le « public » - le personnel du service où travaille la victime, voire l'ensemble de la collectivité de travail, voire les « mass media » - suit les différentes étapes de développement du scenario, et réagit émotionnellement aux « informations » diffusées (et aux « secrets dévoilés »), jusqu'à l'établissement final d'une vérité officielle, dont l'obtention constituait dès l'origine un véritable enjeu de pouvoir.

Cette logique collective de l'hystérie, théâtrale dans son principe – puisque la *représentation* théâtrale est *en elle-même* une structuration culturelle du processus hystérique – opère dans de très nombreuses occurrences du discours des « risques psychosociaux », de même qu'elle innervait les affaires judiciaires dites du petit Grégory ou du procès d'Outreau : la dimension du fantasme inconscient enflamme l'espace imaginaire, rendant la vérité strictement indiscernable.

Le même dispositif est observable dans un grand nombre d'affaires médiatiques et judiciaires contemporaines : l'affaire dite du sang contaminé, les plaintes des « victimes de l'amiante », les accusations consécutives à la modification de la composition du Levothyrox, les contentieux liés au « syndrome du bâtiment malsain », etc.

Comme le note Samuel Lepastier, avec l'avènement des moyens de communication de masse,

> « *Il est vraisemblable que nous observons aujourd'hui les premières étapes de manifestations d'hystérie collective de très grande ampleur. Phénomène nouveau, ce qui relevait autrefois d'une expérience intime occupe maintenant le devant de la scène sociale. Pour toutes ces raisons, il se pourrait bien que, au cours des prochaines années, l'affection occupe, une nouvelle fois, la fonction paradigmatique de tout premier plan qu'elle n'a, en réalité, jamais perdu* ».[124]

Ne serait-ce pas également de cette logique que relèvent les mécanismes et institutions dits des « assurances sociales » ?

La logique collective de l'hystérie résulte pour Freud d'un mécanisme d'identification spécifique. Il en propose une première description dans sa « Traumdeutung »[125] dans les termes suivants :

> « *Quel sens a donc l'identification hystérique ? Pour éclaircir cela, il faut une présentation plus approfondie. L'identification est un facteur extrêmement important pour le mécanisme des symptômes hystériques ; par cette voie les malades parviennent à exprimer dans leurs symptômes les expériences vécues d'une grande série de personnes et pas seulement celles qui leur sont propres, à souffrir en quelque sorte pour toute une multitude humaine et à jouer, par leurs seuls moyens personnels, tous les rôles d'un spectacle.* »

---

[124]Op. Cit. p.116.

[125]O.C.F. IV. Presses universitaires de France 2004. pp.184-186

Prenant l'exemple du médecin qui, dans une salle d'hôpital, constate qu'une malade présente un jour la même sorte de tics constatés le jour précédent chez une autre malade, et qui se dit :« *c'est de l'infection psychique* », Freud précise :

> « *Oui, mais l'infection psychique se passe à peu près de la manière suivante. Les malades en savent généralement plus les unes sur les autres que le médecin sur chacune d'elles et elles s'occupent les unes des autres lorsque la visite médicale est passée. L'une a-t-elle aujourd'hui son accès, les autres savent aussitôt qu'une lettre de chez elle, le ravivement d'un chagrin d'amour, etc. en est la cause. Leur sympathie se mobilise, la conclusion suivante se développe en elles sans parvenir à la conscience : si une telle cause peut nous donner de tels accès, alors je peux avoir aussi de tels accès car j'ai les mêmes motifs. Si c'était là une conclusion capable de conscience, elle déboucherait peut-être dans l'angoisse d'avoir le même accès ; mais elle se développe sur un autre terrain psychique, s'achevant de ce fait par la réalisation du symptôme redouté. L'identification n'est donc pas une simple imitation, mais elle est appropriation sur la base de la revendication étiologique ; elle exprime un « de même que » et se rapporte à un élément commun qui demeure dans l'inconscient.*
>
> *L'identification est le plus souvent utilisée dans l'hystérie pour exprimer une communauté sexuelle. L'hystérique, dans ses symptômes, s'identifie principalement – même si ce n'est pas exclusivement – aux personnes avec lesquelles elle a un commerce sexuel, ou bien qui ont un commerce sexuel avec les mêmes personnes qu'elle. La langue tient compte elle aussi d'une telle conception. Deux personnes qui s'aiment « ne font qu'un ». Dans la fantaisie hystérique comme dans le rêve, il suffit, pour qu'il y ait*

identification, que l'on pense à des relations sexuelles sans qu'elles doivent pour autant être tenues pour réelles. »

En 1921, Freud reprend cette analyse de l'identification hystérique, en notant qu'elle

> *« fait totalement abstraction du rapport d'objet à la personne copiée. Quand, par exemple, une des jeunes filles d'un pensionnat a reçu, de celui qui est secrètement aimé, une lettre qui excite sa jalousie et à laquelle elle réagit par un accès hystérique, quelques-unes de ses amies, au courant du fait, vont attraper cet accès par la voie de l'infection psychique, comme nous disons. Le mécanisme est celui de l'identification sur la base d'un « pouvoir se mettre » ou d'un « vouloir se mettre » dans la même situation. Les autres aimeraient aussi avoir un rapport amoureux secret et, sous l'influence de la conscience de culpabilité, elles acceptent aussi la souffrance qui y est liée. Il serait inexact d'affirmer qu'elle s'approprie le symptôme à partir d'un sentiment partagé. Au contraire, le sentiment partagé n'apparaît qu'à partir de l'identification, et la preuve en est qu'une telle infection ou imitation s'instaure également dans des circonstances où il faut admettre, entre les deux personnes, une sympathie préexistante bien moindre que celle qui existe habituellement entre des amies de pensionnat. »*[126]

Je fais l'hypothèse que cette « identification de pensionnat » innerve et soutient la logique juridique et politique des « assurances sociales », au sens large.

---

126 Psychologie des masses et analyse du moi. OCF. XVI. Presses universitaires de France 1991 p.45.

Aux termes de l'article L.111-1 du Code dit de la « Sécurité Sociale », celle-ci « *est fondée sur le principe de solidarité nationale. Elle assure, pour toute personne travaillant ou résidant en France de façon stable et régulière, la couverture des charges de maladie, de maternité et de paternité* [127] *ainsi que des charges de famille. Elle garantit les travailleurs contre les risques de toute nature susceptibles de réduire ou de supprimer leurs revenus* ».

A cette « sécurité sociale » s'est ajoutée depuis 1945, une « sécurité de l'emploi », élargie à une « sécurité sociale professionnelle »[128]

---

[127] La mention de la paternité (au titre des « charges ») date d'une loi du 21 décembre 2001.

[128] Dans le journal « Le Monde » du 6 Juin 2005, Antoine Reverchon présentait ainsi ce principe :

« *C'est le 1er mai 2001, à l'issue du traditionnel défilé, que Bernard Thibault, secrétaire général de la CGT, a évoqué pour la première fois publiquement la nécessité de construire une "sécurité sociale professionnelle", apte à protéger les droits des travailleurs à travers les aléas de carrières hachées par le chômage et les contrats précaires.*

L'idée est fille des rapports Boissonnat (1995) et Supiot (1998) où, après avoir constaté l'éclatement progressif des formes traditionnelles du salariat, ces deux experts préconisaient la création d'un "contrat d'activité" ou d'un "statut de l'actif" vecteur et garant des droits sociaux individuels acquis à travers les situations d'emploi, de formation, de chômage, de travail indépendant ou précaire, etc. .../. Le "contrat unique" réapparaît dans le rapport, précisément intitulé "Pour une sécurité sociale professionnelle" remis en décembre 2004 par les économistes Pierre Cahuc et Francis Kramarz à Nicolas Sarkozy, ministre des finances, et Jean-Louis Borloo, ministre de l'emploi, qui affirme alors : "Il faut substituer à la notion de salariat celle de sécurité sociale professionnelle." Il figure également dans le rapport de Michel Camdessus, "Le Sursaut, vers une nouvelle croissance pour la France", que Nicolas Sarkozy proclame être "son livre de chevet". De la CGT à l'ancien directeur général du Fonds monétaire international, la boucle politique est on ne peut plus bouclée. Reste à passer aux actes.

visant à garantir aux salariés, et plus généralement à tous les travailleurs, un statut unifié permettant de passer d'un emploi à un autre, d'une période de chômage à une période de formation, dans le cadre de dispositifs assurantiels garantissant un revenu d'activité ou d'inactivité.

Avec la prévention des « risques psychosociaux », et le paradigme de la « santé mentale » qui en soutient l'extension obligée, les « assurances sociales » se complètent désormais d'un troisième volet : la « sécurité mentale ».

Ces dispositifs d'assurance – sécurité *sociale*, sécurité *professionnelle*, sécurité *mentale* – reposent – telle est mon hypothèse – sur un mécanisme inconscient d'identification hystérique : à savoir que de même que chaque pensionnaire *peut* ou *veut* « se mettre dans la même situation » que sa camarade amoureuse, chaque « assuré social » peut s'imaginer victime de maladie ou de chômage, de harcèlement moral ou d'un accident du travail, d'un « traumatisme psychique » ou d'un licenciement.

Certes, il existe des différences importantes par rapport à la situation décrite par Freud : un collectif d'assurés sociaux n'est pas un pensionnat, et le risque de maladie ou d'accident n'est pas de même nature que l'accès amoureux ; cependant, ces différences dans la

---

A quoi pourrait ressembler cette "sécurité sociale professionnelle" ? Alain Supiot décrit (Le Monde du 2 septembre 1999) un système de "droits de tirage sociaux, provisionnés par des moyens divers (financement public, Sécurité sociale, employeur, de comptes d'épargne, etc.) qui permettent au salarié d'exercer sa liberté de se former, d'entreprendre, de se consacrer à sa vie de famille ou à une activité désintéressée, tout en étant assuré de retrouver ensuite sa place sur le marché du travail". L'un des piliers de cette nouvelle protection sociale serait "l'assurance formation", afin de garantir la possibilité d'adaptation des salariés aux aléas du marché du travail. »

De nombreuses lois ont, depuis, donné corps à cette « nouvelle protection sociale », dont le « revenu universel » est le dernier surgeon ; et Monsieur Supiot est devenu professeur au Collège de France.

réalité ne correspondent pas nécessairement à des différences de logique inconsciente.

Dans l'identification « de pensionnat », c'est le lien amoureux avec celui qui est « secrètement aimé » qui est en cause, et c'est à travers la représentation de ce lien que le sujet hystérique *signifie* (et satisfait partiellement), par l'identification à l'autre, son propre désir ; il s'agit d'une identification relationnelle imaginaire, et non d'une identification relationnelle symbolique, induite par le mécanisme du Nom du père, qui fait qu'aux yeux de l'Autre (mettons : le directeur du pensionnat), toutes les pensionnaires se définissent *en cette qualité* par leur lien institutionnel à l'Autre (disons : l'institution pédagogique). Le lien institutionnel inhérent à la qualité de pensionnaire établit chaque sujet dans un état relationnel identique (le rapport au pensionnat est identique pour toutes), et c'est l'identité de cette qualité institutionnellement/symboliquement définie qui sert de support à une position relationnelle (d'amoureuse) d'ordre fantasmatique.

Dit autrement : l'identité de relation symbolique/libidinale de chacune à l'Autre est le support de l'identification imaginaire/narcissique de quelques-unes à une autre, dans le rapport que celle-ci entretient à l'amoureux absent.

Qu'en est-il pour les « assurances sociales » ?

Il faut sans doute partir de l'origine de celles-ci, dans les deux pays européens où elles ont pris leurs racines et leurs formes (l'Allemagne et la France) : soit à la fin du XIXe siècle dans la législation sur les accidents du travail.

L'industrialisation s'est accompagnée de l'émergence d'une nouvelle figure, celle du patron, qui s'inscrit au lieu même d'une figure patriarcale dé-divinisée[129]. Au *sujet de l'Eglise* (et de ses

[129] Suzanne Ginestet-Delbreil : Mémoire et transmission. Editions Campagne Première. 2015. p.117

représentants) et au *sujet du roi* (représentant le royaume) se substitue le *sujet du patron*, (représentant la manufacture puis l'usine). Le lien salarial, caractéristique jusqu'alors de l'état des domestiques, émerge peu à peu comme norme nouvelle articulant l'Autre, le sujet, et le groupe.

L'industrialisation s'est également accompagnée de l'émergence d'une nouvelle catégorie d'événements : les accidents industriels. Par leur fréquence et leur gravité, par le nombre des victimes et par leurs conséquences, ces événements frappent les consciences et heurtent les sensibilités.

François Ewald écrit :

> « *Le problème, croissant sans doute avec les progrès de l'industrialisation et du machinisme, est à la fois politique et social. Politique dans la mesure où la multiplication des accidents alimente, par l'intermédiaire des procès, l'antagonisme salarial ; social, dans la mesure où l'on prend conscience qu'il y a là des « souffrances imméritées » qui réclament des mesures spécifiques d'assistance et de recours* ».[130]

Le système assuranciel mis en place en France et en Allemagne à la fin du XIXe siècle constitue un compromis juridique et politique ; dans la mesure où il aboutit concrètement à soustraire le « patron » à toute action en responsabilité civile, et à substituer le risque (industriel) à la faute (patronale), il peut également s'interpréter soit comme une manière d'affaiblir l'Autre patriarcal (de contribuer à la désidéalisation des imagos paternelles), soit en sens inverse comme

---

[130] Op.cit. p.257. Ici encore, la littérature (et son avatar journalistique) et les écrivains jouent un rôle fondamental : Emile Zola, représentant d'un très vaste courant, publie « Germinal » en 1885 (la loi fondatrice du droit français des accidents du travail date de 1892) ; et Kafka travaille comme juriste d'une organisation professionnelle chargée de gérer et promouvoir l'assurance des accidents du travail à Vienne et en Autriche-Hongrie.

une façon de soustraire cet Autre patriarcal omnipotent à la justice des hommes – ces deux sens ne sont pas incompatibles…

Quoi qu'il en soit, il est possible de repérer dans cette législation nouvelle le jeu de l'identification hystérique.

Chaque ouvrier, défini en cette qualité par son lien à l'Autre – le patron, qui occupe dans l'industrie la place paternelle que le Pape et le chef d'état-major occupent, selon Freud, dans l'Eglise et l'armée – peut s'identifier non seulement aux camarades de son entreprise concrètement victimes d'un accident, mais encore, abstraitement, à tout autre ouvrier de sa corporation, de sa *profession*, susceptible d'être également victime d'accident - *comme lui-même.*

L'élément libidinal de cette identification, décelé par Freud dans le rapport amoureux que les pensionnaires se figurent, réside en l'espèce dans cet amour/haine du père que « Totem et tabou » situe au principe du sentiment de culpabilité consécutif au meurtre originaire de l'*Urvater*.

L'institution de l'assurance des accidents du travail, matrice des « assurances sociales » contemporaines, semble donc bien relever de la logique de l'identification dite « de pensionnat » : l'identité de relation symbolique/libidinale de chaque salarié à l'Autre est le support de l'identification imaginaire/narcissique de tous à un autre, virtuel et abstrait, dans le rapport que celui-ci entretient … à l'angoisse.

Le groupe – qu'il s'agisse de la République, ou de l'entreprise, ou du syndicat, etc. – affirme (au bénéfice de son narcissisme groupal) instituer les « assurances sociales » au nom d'un idéal de solidarité ; de même, le discours des « R.P.S » et de la « Q.V.T » promeut l'empathie, le bien-être au travail, la bientraitance, le souci du bien d'autrui, la prévention des dommages psychiques qui pourraient survenir pour cet autrui indéterminé, dénombré et innombrable à la fois, qu'est le sujet de l'institution salariale, auquel chacun est susceptible de s'identifier selon le mode hystérique.

Cette idéalisation mérite d'être remise en perspective, et ici encore la référence à « Totem et tabou » s'avère précieuse.

Freud cherche à comprendre l'angoisse du sujet névrosé devant la perspective qu'une personne aimée subisse un dommage du fait de la transgression, par lui-même, d'un interdit quelconque. Il écrit :

> « *Comment doit-on maintenant expliquer la noblesse de sentiments inattendus dans la névrose, qui n'a peur de rien pour soi et a peur de tout pour une personne aimée ? L'investigation analytique montre que cette noblesse n'est pas primaire. Originellement, c'est-à-dire au début de l'affection, la menace de punition valait, comme chez les sauvages, pour la personne propre ; dans tous les cas on avait peur pour sa propre vie ; c'est seulement plus tard que l'angoisse de mort fut déplacée sur une autre personne aimée.*
>
> *Le processus est dans une certaine mesure compliqué, mais nous l'embrassons entièrement du regard. Au fondement de la formation d'interdit il y a régulièrement une motion mauvaise – un souhait de mort envers une personne aimée. Cette motion est refoulée par un interdit, l'interdit est rattaché à une certaine action qui, en quelque sorte, représente par déplacement l'action hostile envers la personne aimée, l'exécution de cette action étant menacée de la peine de mort. Mais le procès continue et le souhait de mort original envers l'autre qui est aimé se trouve alors remplacé par l'angoisse de mort à son sujet. Si la névrose se montre donc si tendrement altruiste, elle ne fait que compenser ainsi l'attitude contraire qui est à son fondement, celle d'un brutal égoïsme. Si nous qualifions de sociales les motions de sentiments qui sont déterminées par les égards pour l'autre et ne le prennent pas lui-même pour objet sexuel, nous pouvons souligner que le recul de ces facteurs sociaux*

> *est un trait fondamental de la névrose, plus tard dissimulé par surcompensation* »[131].

Sous couvert des idéaux qui la justifient rationnellement et moralement, l'institution des assurances sociales, et son extension contemporaine aux « risques psychosociaux », répond en réalité à une angoisse inconsciente groupale.

Cette angoisse n'a pas son origine dans une faute, dans la transgression d'un interdit posé par une figure paternelle : elle résulte de la sensation d'un risque qui, quel qu'en soit l'objet réel ou virtuel - accident, maladie, trauma, etc. - se ramène au risque de l'amour.

Qu'il défaille ou qu'il soit en excès, qu'il manque au sujet ou qu'il se trompe d'objet, qu'il fasse défaut au groupe dans son image ou dans sa foi, l'amour de l'Autre comporte un risque inéliminable, inhérent à sa logique et à son avènement, et qui tient à ceci qu'il est libre, inconditionné, hors la loi.

L'identification hystérique - qui « *fait totalement abstraction du rapport d'objet à la personne copiée* », et qui n'institue/ne correspond donc pas à un lien affectueux entre les pensionnaires - représenterait elle une tentative du sujet de se garantir l'amour de l'Autre en lui fixant une loi ? Serait-ce la loi juridique qui assurerait cette fonction symbolique ?

d. L'angoisse psychotique

Dans une « *Contribution à l'étude psychanalytique des processus sociaux* », Elliott Jaques présentait « *des systèmes sociaux comme défense contre l'anxiété dépressive et l'anxiété de persécution* » ; il concluait son étude en avançant que

> « *La défense contre l'anxiété paranoïde et dépressive est l'une des principales forces dynamiques amenant*

[131] « Totem et tabou » O.C.F XI. Presses universitaires de France 1998. pp.280

> *les individus dans des associations institutionnalisées ; et réciproquement, que toutes les institutions sont utilisées inconsciemment par leurs membres comme mécanismes de défense contre ces anxiétés psychotiques* »[132].
>
> En résumé, « *il se réfère ici aux concepts kleiniens d'identification introjective et projective, dont il signale la fonction contenante au plan fantasmatique. C'est effectivement parce que les membres d'un groupe projettent, par exemple sur leur chef, une partie d'eux-mêmes (positive ou négative) qu'ils s'identifient à lui et peuvent ensuite s'identifier les uns aux autres. Réciproquement, le chef absorbe les tendances projetées sur lui pour devenir le bon ou le mauvais objet, ou sert de relais pour les détourner sur un tiers aimé ou attaqué* ».[133]

Avant Jaques, Wilfried Bion avait développé, à partir des mêmes références kleiniennes, une conceptualisation et une pratique originales, dont il a notamment rendu compte dans ses « *Recherches sur les petits groupes* », auxquelles Jacques Lacan rendait hommage en 1949.

En France, ces conceptions ont notamment conduit le docteur Christophe Dejours à élaborer le concept d' « idéologie défensive de métier », et à construire une discipline et un discours, universitaires et militants, dits « psychodynamique du travail », dont le moins qu'on puisse dire est qu'ils sont très éloignés de l'entendement psychanalytique, quoiqu'ils en soient dépendants.

Telle n'est pas l'orientation de la présente recherche.

---

[132] André Lévy : Psychologie sociale II. Textes fondamentaux anglais et américains, pp.546-565. Editions Dunod. 1990

[133] Gilles Arnaud : entrée « Elliott Jaques » du « Vocabulaire de psychosociologie ». Editions Erès.2012. p.531.

Quoi qu'il en soit de la pertinence et des mérites de ces conceptions, et de l'efficacité symbolique de leur mise en œuvre *dans un contexte culturel anglo-saxon*, je m'inscris dans une autre perspective, dont les fondements et présupposés seront explicités dans la troisième partie de ce texte. Sans méconnaitre la réalité des faits exposés par les auteurs britanniques précités – touchant notamment aux processus de clivage, à l'ambivalence, et aux mécanismes de défense, dont les organisations de travail sont le théâtre ; sans nier la créativité et le courage avec lesquels ces auteurs ont pensé ces faits et posé leur acte ; il me parait possible et préférable d'élaborer, à partir notamment de l'enseignement de Jacques Lacan, une approche psychanalytique des liens sociaux et des univers de travail, dans la triple dimension du réel, du symbolique et de l'imaginaire.

C'est dans cette perspective que j'évoquerai, après d'autres, l'hypothèse d'une « angoisse psychotique groupale ».

> « *Toute catastrophe dans l'ordre social, domestique ou organique correspond à une perte de confiance, ponctuelle ou radicale, dans la sécurité des lois qui régissent les hommes, l'univers ou le corps. L'altérité change alors brutalement de statut. De garant de la bonne foi d'où émanent la parole et la permanence des lois physiques, l'Autre devient surface de signes et de formes à déchiffrer, sur fond de mots dévalués. D'autre part, qu'elle ait une origine neurologique ou non, l'impossibilité à sentir quoi que ce soit trouble le miroir qui nous relie à nous-mêmes et aux autres. Car le jeu du langage consiste aussi dans le ton de la voix, les expressions du visage, et le théâtre des émotions. Des désordres profonds dans les fonctions et les articulations de ces deux domaines, le Symbolique et l'Imaginaire, ouvrent le champ vers les déliaisons propres au Réel, et approchent ce qui n'a ni nom, ni limite, ni autre. Dans les cas de lésions cérébrales, de traumas ou de folies, les patients ont affaire au même champ du Réel : une rupture majeure a ruiné la confiance dans la parole, le*

contact avec les sentiments d'autrui, la fiabilité et la continuité du microcosme et du macrocosme ».[134]

Dans l'ouvrage retraçant leur parcours clinique et leur élaboration théorique, Françoise Davoine et Jean-Marc Gaudillière pointent l'incidence, dans l'histoire de leurs patients, de la ruine contemporaine du système de sémiologie des affects.

La fin (1914 - 1945) de l'âge romantique (1789 - 1914) et le commencement de l'âge cybernétique (1945 à nos jours) où nous vivons désormais, s'accompagne d'une dislocation des codes affectifs, et de l'impossibilité peu à peu généralisée, pour le sujet, de signifier ses affects autrement qu'à travers des symptômes nécessitant un déchiffrement : puisque le code commun n'existe plus, ou du moins tend à disparaître, chaque sujet bricole un idiome singulier adressé à un Autre sans figure.

Contrairement à la peur, dont le sentiment est structuré, imaginairement et symboliquement, dans des représentations de situations (réelles et/ou fictionnelles) qui en fixent l'objet (et donc les limites), l'angoisse est, à l'état pur, dépourvue de l'inscription symbolique qui permettrait de la ressentir comme anxiété, frayeur, etc.

D'une certaine manière, il est inexact de la ranger dans la catégorie des sentiments ou des affects, qui font l'objet d'une structuration/codification symbolique, à travers les mots de la langue, les codes gestuels et les expressions du visage, les récits mythiques ou romanesques ; car l'une des caractéristiques de l'angoisse est précisément de ne pouvoir être ressentie sans entraîner *ipso facto* une réaction de fuite, la formation substitutive d'un objet phobique, ou l'apparition d'un symptôme obsessionnel. La peur peut ainsi constituer un mécanisme de défense ayant pour

134 Françoise Davoine et Jean-Max Gaudillière : Histoire et trauma - La folie des guerres. Editions Stock.2004. p.127

vocation de substituer à l'angoisse (visant le Réel) un objet symbolico-imaginaire (identifiable).[135]

Ainsi, les affects suscités par le deuil – tristesse, désespoir, joie mauvaise, le tout sur fond d'ambivalence – n'étant plus susceptibles de se signifier au lieu de l'Autre symbolique (notamment parce que la perte devient culturellement irreprésentable et subjectivement invivable, in-sensible), ces affects deviennent inconscients, non parce qu'ils sont refoulés dans leur représentation ou réprimés dans leur ressenti, mais impossibles à dire et ressentir : c'est l'inconscient réel.

D'où une angoisse groupale inexprimable, impossible à ressentir/abréagir, qui ne porte pas sur un objet particulier (la castration, la séparation, l'abandon, etc.), et qui s'exprime dans une normativité symbolique, une loi, fondée non plus sur la faute, la culpabilité, et la sanction, mais sur le risque, la prévention/précaution, et la réparation.

D'où également l'extension indéfinie, non pas tant dans la clinique du sujet qu'au niveau de la structuration symbolique du lien social, d'une logique massivement phobique, qui fait que non seulement « *on ne se parle plus* », mais « *on ne se touche plus* » : les situations collectives dans lesquelles la parole est interdite, impossible, ou superflue – séances de cinéma et « soirées-télé », messagerie électronique et réseaux sociaux, travail sur ordinateur et robotisation des activités, etc. – se multiplient en même temps et au même rythme que les technologies d'évitement du toucher – téléphone portable et paiement sans contact, visioconférence et

---

135 D'où l'avertissement lancé par Jacques Lacan à ses auditeurs, au commencement du séminaire qu'il consacre à l'angoisse : « *Je ne vous développe pas une psycho-logie, un discours sur cette réalité irréelle qu'on appelle la psyché, mais sur une praxis qui mérite un nom, érotologie. Il s'agit du désir. Et l'affect par où nous sommes peut-être sollicités à faire surgir tout ce que ce discours comporte comme conséquence, non pas générale mais universelle, sur la théorie des affects, c'est l'angoisse* ». Séminaire livre X. 14 novembre 1962.Editons du Seuil.2004. p.24

dispositifs médicaux connectés, voitures automobiles et plateformes électroniques, etc.[136].

Cette phobie de la parole et du toucher – deux fonctions impliquant la main – ne correspond pas tant à une angoisse névrotique née de pulsions agressives et/ou sexuelles, ou au refoulement de la masturbation, qu'à un mode de défense à l'égard d'une logique psychotique menaçant non seulement les sujets, mais le groupe en tant que tel : la défense phobique à l'égard de deux fonctions essentielles à la vie relationnelle permet de réguler l'angoisse psychotique sans *toucher* à l'Autre où elle s'origine.

Significative est à cet égard l'évolution récente du Droit français quant aux « préjudices d'anxiété ».

Dans une décision rendue par son assemblée plénière le 5 avril 2019, la Cour de cassation a ainsi décidé qu'un salarié exposé à l'amiante (et ayant, de ce fait, un risque élevé de développer une maladie grave) peut demander la réparation d'un « préjudice d'anxiété », sur le fondement du droit commun régissant l'obligation de sécurité de l'employeur, et ce en dehors même des cas prévus par la loi du 23 décembre 1998.

De même, le « préjudice situationnel d'angoisse » des victimes et de leurs proches fait-il actuellement l'objet d'une élaboration par différentes administrations ; il est défini comme

> *« le préjudice autonome lié à une situation ou à des circonstances exceptionnelles résultant d'un acte soudain et brutal, notamment d'un accident collectif, d'une catastrophe, d'un attentat ou d'un acte terroriste, et provoquant :*

---

[136] Ce développement a été écrit avant la période de confinement généralisé consécutive à la pandémie de Covid-19, qui a installé l'évitement phobique en norme des rapports sociaux, et la bureaucratie sanitaire en régulateur de la phobie généralisée.

- chez la victime, pendant le cours de l'événement, une très grande détresse et une angoisse dues à la conscience d'être confronté à la mort ;

- chez le proche, du fait de la proximité affective avec la victime principale, une très grande détresse et une angoisse jusqu'à la fin de l'incertitude sur le sort de celle-ci ».[137]

L'affect anxieux ressenti par le sujet dans des situations « objectivement » angoissantes fait ainsi l'objet d'une reconnaissance juridique et d'une prise en charge financière comme si ce ressenti était par lui-même constitutif d'un « préjudice ». Pourquoi n'étendrait-on pas cette logique à toutes les hypothèses d'exposition à un risque, de l'aléa thérapeutique à l'accident domestique, du conflit militaire à la course cycliste ou à la chasse ? [138]

Le discours des risques psychosociaux participe du même processus phobique, et d'une extension continue de la logique assurancielle aux relations sociales : l'identification et la quantification des « facteurs de risque » ; la mise au point et la diffusion de dispositifs de prévention ; l'élaboration de normes managériales de comportement et la formation appropriée des acteurs du travail ; ces trois temps correspondent aux trois moments de la constitution

---

[137] Cl. Lienhard, C. Szwarc : L'avènement des préjudices situationnels d'angoisse des victimes directes et de leurs proches. Le journal des accidents et des catastrophes du Centre Européen de recherche sur le Risque, le Droit des Accidents Collectifs et des Catastrophes (EA n°3992). Mars 2017. Cet article expose les conclusions du Groupe de travail mis en place par le Ministère de la Justice (Rapport du groupe de travail dirigé par Stéphanie Porchy-Simon. Février 2017).

[138] Cette logique s'inscrit dans la continuité de la pathologisation/médicalisation des affects (ou du moins : des affects douloureux tels que la tristesse ou l'angoisse), qui fait, depuis quelques dizaines d'années, la prospérité des industries du soin et la fortune des idéologies du « care ».

phobique contemporaine : élection d'un objet phobogène ; invention d'un dispositif contraphobique ; thérapie comportementale et cognitive insérant le processus phobique dans un cadre transférentiel.

La situation est à cet égard très différente de celle qui prévalait jusqu'au début des années 80, dans laquelle le risque professionnel, au sens large, constituait une donnée normale du travail, voire un facteur d'excitation sciemment valorisé dans les collectifs de travail et les instances de direction[139].

Voici donc le chemin parcouru jusqu'ici :

- le discours des risques psychosociaux et le paradigme de santé mentale procèdent d'un ordre symbolique fondé (c'est mon hypothèse) sur l'angoisse, et non sur la culpabilité ;

- cette angoisse se décline selon trois modalités au moins : fétichiste, hystérique, et psychotique ;

- cette spécificité de l'ordre symbolique contemporain explique deux traits fondamentaux du système juridique français des relations professionnelles : l'édiction d'un double principe (capitalistique et salarial) d'irresponsabilité juridique généralisée ; le développement corrélatif de systèmes assuranciels de gestion, prévention, et réparation des risques, dont les « risques

[139] Voir par exemple : Isabelle Vandecasteele et Alex Lefebvre : Le saut dans le vide : approche clinique des enjeux psychiques de la prise de risque. Psychologie clinique et projective 2004/1 (n° 10), pages 275 à 290 ; P. Logeay et C. Gadbois : Les astreintes psychiques des situations dangereuses de travail. INRS Documents pour le médecin du travail. N° 44. 1990 ; Denis Duclos : La construction sociale du risque : le cas des ouvriers de la chimie face aux dangers industriels. Revue française de sociologie. 1987. Volume 28 p.17.

psychosociaux » constituent l'un des récents avatars. Le modèle (ecclésial et militaire) de la « foule conventionnelle » – i.e. de l'institution – ne constitue plus le principal mode de structuration des collectifs de travail, à mesure que son substrat inconscient (la logique patriarcale, phallique, refoulant l'homosexualité masculine) se défait.

Il convient maintenant d'exposer les considérations proprement théoriques sur la base desquelles j'avance l'hypothèse d'un ordre symbolique différent, dans ses fondements inconscients et dans sa logique, de celui découlant du mythe freudien de la horde primitive et du meurtre du père omnipotent.

C. Fondements et présupposés théoriques

Les concepts de langage et d'ordre symbolique sont au cœur de notre problématique : mon hypothèse est construite sur le sol de ces concepts, passés au tamis de l'enseignement lacanien ; l'exposé du cheminement théorique qui mène à ces concepts - au pied du mur du langage -figure ci-après (b).

Avant cette exposition, il me faut préciser plusieurs points pour situer ce cheminement à l'égard du champ psychanalytique (a).

Je proposerai en conclusion des orientations de recherche.

a. Précisions liminaires

Il convient en tout premier lieu de reprendre la distinction déjà évoquée de la loi (au sens) juridique d'avec la Loi symbolique, comme Loi de l'Autre.

Le syntagme « Loi de l'Autre », repris à Jacques Lacan, définit la logique propre d'un système symbolique, en vertu de laquelle certains comportements humains sont permis, prescrits, ou interdits, ou possibles, souhaitables, ou impossibles.

Les pratiques symboliques des sujets humains - de la conversation à l'art funéraire, de l'agriculture à la sculpture et à la pharmacopée, de l'accouchement à la course automobile – comportent nécessairement des processus, ou des séquences de processus, de nature simultanément énergétique et symbolique, régis par des lois abstraites, impersonnelles, et contraignantes, formant système.

Un système de parenté, quelles que soient les particularités de son organisation syntaxique, est ainsi régi, dans le synchronisme de sa structure comme dans la diachronie de sa perpétuation, par une contrainte exogamique, dont le principe de prohibition de l'inceste est l'expression usuelle.

Cette contrainte est un élément constitutif de la logique dudit système, *sans pour autant résulter du système lui-même*. Ainsi, il importe peu que les normes de parenté du groupe considéré comportent ou non l'énoncé explicite de l'interdit de l'inceste : en droit (civil et pénal) français, une telle interdiction n'existe pas - une femme (majeure et consentante) peut entretenir un commerce sexuel avec son père ou avec son fils (majeur et consentant) sans qu'aucun des deux partenaires n'encourt aucune sanction. Ce qui importe - condition *sine qua non* de l'existence et de la continuité du système de parenté - c'est la contrainte exogamique, qui impose au sujet un choix de conjoint *en dehors de son groupe de référence* (disons : au lieu de l'Autre).

De même, les langues dites naturelles (je dirais plutôt : irréfléchies) comportent différentes contraintes grammaticales pour les locuteurs, qui doivent respecter ces contraintes, ou du moins (puisque du *jeu de langage* est possible) en tenir compte dans la formation de leurs énoncés.

Cependant, au-delà des contraintes proprement grammaticales, le système de la langue, en tant qu'il est l'effet/l'instrument d'une pratique symbolique (la parole), est lui-même soumis à des contraintes qui conditionnent son existence en tant que système articulé à cette pratique : point de langue sans codage linguistique (associant un son et un « concept ») ni effet de sens ; point de langue sans lieu d'énonciation et d'adresse ; point de langue sans différenciation en éléments discrets ; etc.

Ainsi peut-on distinguer : d'une part, la logique d'un système symbolique, et les types de règles qu'il prescrit et qui découlent de son économie interne (épouser/ne pas épouser la cousine ; placer le verbe à la fin de la phrase ou juste avant ou juste après le pronom personnel ; etc.) ; et, d'autre part, une *métalogique*, soit l'ensemble mouvant et pourtant inflexible des principes organisateurs de la logique d'un système symbolique donné.

Dans l'ordre du *Logos* occidental, le principe de non-contradiction de la logique aristotélicienne est l'exemple paradigmatique d'un principe « métalogique » ; « *l'être est, le non-être n'est pas* » est un énoncé *métalogique* du discours de Parménide ; le « théorème d'incomplétude » de Gödel est encore un principe *métalogique*, tout comme le concept freudien de l'inconscient.

Le syntagme « Loi de l'Autre » forgée par Jacques Lacan correspond, dans son enseignement, tantôt à la première acception, et tantôt à la seconde ; je pratiquerai, dans les développements qui suivent, la même oscillation : « Loi de l'Autre » désignera tantôt une norme inhérente à un système symbolique donné, tantôt un principe organisateur de ce système (ce que Jacques Lacan formulait par l'énoncé : « *il n'y a pas d'Autre de l'Autre* »).

Qu'en est-il de la loi juridique ?[140]

---

[140] Sur la distinction loi juridique/Loi symbolique, précédemment évoquée, les propos tenus, en 1977, par Jean Laplanche dans un entretien avec M. Foucault et R. Badinter, donnent un utile éclairage :

« *Il me semble arbitraire de séparer aussi nettement la population des délinquants et celle des non délinquants. Il existe, des deux côtés, un fonds d'angoisse et de culpabilité commun. Les grandes vagues d'angoisse dont vous parlez ne sont pas liés à la peur, mais à quelque chose de beaucoup plus profond et de plus difficile à cerner. Si les gens s'interrogent tellement sur la peine de mort, c'est parce qu'ils sont fascinés par leur propre agressivité. Parce*

Le Droit constitue évidemment un certain type de système symbolique, coextensif à l'État. Ce système symbolique, issu des quatre sources culturelles de l'Europe occidentale (hellénistique, latine, juive, et catholique), ne constitue qu'un système symbolique parmi bien d'autres, mais il comporte dans sa propre logique une dimension spéciale d'universalisme.

Une autre particularité dudit système réside dans le caractère réflexif de sa formation et de son développement : la règle de Droit - entité symbolique déconnectée des registres mythique et religieux, et historiquement spécifique aux cultures européennes – tend à se présenter comme l'émanation d'un agent, d'une institution - le Parlement britannique ou le Sénat de la Rome antique – doté d'une intentionnalité, d'une volonté, d'une *agentivité* spécifique.

---

qu'ils savent confusément qu'ils portent le crime en eux et que le monstre qu'on leur présente leur ressemble. Quant aux criminels – que je connais moins bien que Maître Badinter –, ils restent eux aussi fidèles à la loi. N'entend-on pas, d'une cellule à l'autre : « ce n'est pas juste, il a écopé de trop ? » Ou : « il l'a bien cherché... »

Non, il n'y a pas, d'un côté, une population blanche comme l'oie qui s'effraie de la transgression et souhaite la punir et, d'autre part, un peuple de criminels qui ne vit que dans et par la transgression. Alors, que vous répondre, sinon qu'il existe un décalage entre l'angoisse innommable qui vient de notre propre pulsion de mort et un système qui introduit la loi ? Et que c'est justement ce décalage qui permet un certain équilibre psychique. Je ne pense en aucune façon que l'application de la loi soit le traitement du criminel. La loi est un élément qui existe implicitement, même chez celui qui la viole. Inversement, le crime existe en chacun de nous, mais ce qui est psychiquement dévastateur, c'est, lorsque quelqu'un a fait passer ce crime implicite dans les actes, de le traiter comme un enfant irresponsable. On pourrait, ici, se référer à la psychanalyse et à son évolution par rapport au problème de l'éducation : on s'est aperçu que l'absence de loi – ou du moins sa carence partielle, ou encore son ambiguïté – était très angoissant, voire « psychotisant », pour l'enfant élevé dans la « permissivité ». cf. L'angoisse de juger. In : Michel Foucault. Dits et écrits III. Editions Gallimard.1994. n°205 p.292

L'installation et l'universalisation tendancielle du Droit est à cet égard tributaire d'une double révolution, ecclésiale et démocratique, dont le caractère contingent et local, à l'échelle de l'histoire des systèmes symboliques de l'Homo sapiens, est souvent occulté.

Quoi qu'il en soit, l'inscription de ce système symbolique qu'est le Droit dans le registre réflexif, avec l'effet de suffisance et d'omnipotence narcissiques induit par cette inscription, ne doit pas conduire à méconnaître l'action structurante et dynamique de la Loi de l'Autre en son sein – et par conséquent le registre de l'inconscient freudien. Les normes de Droit, quelles que soient les justifications de raison ou d'idéal au nom desquels elles sont édictées par leur agent – en l'espèce : l'État républicain français – ne sont ni plus ni moins susceptibles d'une approche psychanalytique que les tabous des « sociétés totémiques », les rituels des chamans, ou les rites de l'Eglise catholique.

C'est dans cette perspective que se situe l'hypothèse que ce système symbolique qu'est le Droit social français contemporain est régi par une *métalogique*, une Loi de l'Autre, fondée sur l'angoisse, et non sur la culpabilité.

Deuxième précision méthodologique : l'approche psychanalytique des phénomènes de groupe doit non seulement se distinguer du discours sociologique, mais encore être conçue et conduite en rupture avec celui-ci.

De Jean-Jacques Rousseau à Pierre Bourdieu et d'Auguste Comte à Émile Durkheim, le discours sociologique s'est historiquement constitué à partir et autour d'un concept, d'un objet, d'une fiction politique, à savoir : la société. De cette entité prétendument autonome, jumelle de l'Etat-Nation, il s'agit pour le sociologue de comprendre les lois ou de décrire les états, de connaître les formes et d'analyser les évolutions, d'anticiper les mutations et d'évaluer les effets.

Or, à l'égard de « la société », l'approche psychanalytique comporte le même effet de décentrement qu'à l'égard de « l'individu » : pas plus que celui-ci, « la société » n'est unifiée, maitre dans sa propre maison, transparente à elle-même, ou autonome dans l'écriture de son histoire ; et pas plus que le sujet n'est Un, transparent à lui-même, ou agent de lui-même, le groupe n'est l'agent auto-suffisant de sa constitution.

Au couple « individu/société », il convient de substituer le ternaire « sujet/Autre/groupe ». ; et telle est bien la démarche de Freud lorsqu'il repère, au cœur de l'institution du totémisme ou de l'armée moderne, une identité de logique avec tel ou tel mécanisme psychique.

Disons que « le » sujet et « le » groupe – mais l'usage de l'article défini produit une illusion d'unité et d'identité dont il s'agit précisément de se défaire – sont *effets de l'Autre*, et que contrairement à l'opinion sociologique, ce n'est nullement le groupe, « la société », qui crée des systèmes symboliques : ce sont les systèmes symboliques qui comportent un « *effet groupe* », comme ils induisent un *effet sujet* ; et si Freud a pu relever une identité entre les rites religieux et les agissements compulsifs du sujet dans la névrose de contrainte ; si plus largement une approche des faits collectifs inspirée des concepts psychanalytiques est possible ; c'est précisément dans la mesure où la même loi – la Loi de l'Autre – institue et constitue le sujet et le groupe – j'y reviendrai.

Troisième et dernière précision : la présente recherche s'inscrit dans le champ d'une « anthropologie psychanalytique » dont la légitimité ne laisse pas de faire problème.

Si Freud en effet s'est avancé fort loin dans ce champ ; si l'enseignement de Jacques Lacan comporte une anthropologie plus ou moins explicite ; si d'autres enfin – Christian Geffray et Charles-Henry Pradelles de Latour [141] notamment – ont su exporter

---

141 Qui écrit ainsi : « *Selon cette démarche initiée par Géza Róheim, l'anthropologie psychanalytique est essentiellement une « œdipodicée », une justification chargée de valider le complexe d'Œdipe, le point de rencontre qui, via l'imago du père, fait lien entre l'inconscient et les différentes cultures.*

l'entendement freudien sous d'autres tropiques ; « anthropologie psychanalytique » demeure cependant un syntagme intrinsèquement contradictoire.

En effet, l'anthropologie, comme discipline à prétention scientifique et universaliste, suppose un objet (une fiction), qu'elle appelle : homme. Au contraire, la psychanalyse, comme discours instaurant *un autre penser* – et non : un autre *savoir* -, *suppose un sujet* – puisqu'il n'est de sujet que *supposé* - dans chacun de ses concepts fondamentaux, et au principe de son développement : l'inconscient ou le fantasme, l'hystérie ou la psychose, ce sont toujours l'inconscient, le fantasme, l'hystérie et la psychose d'un *sujet*. La psychanalyse n'a rien à dire de la fiction dite « homme », sauf à la déconstruire, par exemple en instances psychiques (moi, ça, surmoi), ou en horde issue d'une omnipotence paternelle, ou en systèmes sociaux d'identifications, etc.

Paul-Laurent Assoun écrit ainsi :

> « *Ce qu'expérimente et démontre la psychanalyse, c'est que le supposé factum anthropique est divisé par le sexuel. C'est bien après tout l'annonce freudienne que l'homme, destitué de sa position centrale dans le cosmos, puis dans le bios, n'est pas maître dans sa propre demeure « psychique ». L'anthropos est proprement et centralement dés-axé... Un tel rapprochement* [entre psychanalyse et anthropologie] *ne peut se faire qu'en pratiquant d'abord cette espèce d'epokhè, de mise entre parenthèses de toute notion identitaire de l'anthropologie comme croyance à l'humain. Tautologie bavarde de l'homme identifié à lui-même :*

L'inconscient est ainsi considéré comme le support d'une loi universelle et non dans sa singularité... L'altérité de l'inconscient freudien est occultée par un « œdipisme », pierre angulaire supposée arrimer les soubassements du moi à la structure visible d'une parenté commune ». cf. La dette symbolique – Thérapies traditionnelles et psychanalyse. Éditions EPEL. 2014. p.7.

si rien d'humain n'est étranger à l'homme, comme l'énonce le « cercle anthropologique » sous la référence à l'adage térencien, il y a bien de l'étranger au cœur de l'humain, qui fait l'homme, plus encore que loup pour l'homme, étranger à l'homme comme à lui-même ».[142]

Ainsi, *soit* (alternative rigoureusement dichotomique) on s'inscrit dans le discours de l'anthropologie, qui vise à *identifier* des universaux et à *différencier* son objet (l'homme) – par rapport à d'autres espèces animales, ou à des formes d'hominidés antérieures à Homo Sapiens Sapiens ; *soit* on s'inscrit dans le discours psychanalytique, et on s'interroge alors, par exemple, sur la manière dont la différence entre hommes et femmes, est représentée dans l'inconscient et pour le *sujet de l'inconscient* (et non sur les modalités culturellement variables d'établissement du *genre* pour l'*Homme* : la psychanalyse n'est pas une ethnologie culturaliste).

La logique de discours de la psychanalyse n'est pas la logique de discours de l'anthropologie, pas plus que d'aucune de ces disciplines dites « science sociale » ou « science humaine », dans la mesure notamment où – je diverge sur ce point de la position de Paul-Laurent Assoun et de l'enseignement lacanien – la psychanalyse est de l'ordre du *penser*, et non pas du *savoir* (pas même d'un « savoir inconscient » ou « savoir *de* l'inconscient »).

Une autre limite inhérente au projet d'une « anthropologie psychanalytique » tient à l'impossibilité d'une pratique fondée sur le discours de la psychanalyse : si le « sujet de l'inconscient » peut se faire entendre à travers l'association libre, être accueilli dans l'entendement d'un psychanalyste, et en recevoir une interprétation, un silence, une écoute, une scansion, etc., il n'y a pas d'équivalent pour l'humanité – même à trouver un divan adapté, à l'instar du levier pour soulever la Terre, selon la légende attachée au nom

142 Paul-Laurent Assoun : l'anthropologie à l'épreuve de la psychanalyse. *In* Figures de la psychanalyse : Anthropologie, psychanalyse : les états de la structure. Editions Erès.2009.

d'Archimède, l'Homme , s'il existait, ne parlerait pas d'une voix audible.

Si néanmoins le pari d'une approche psychanalytique des faits groupaux comporte quelque légitimité, c'est en considération d'un discours, celui de Michel Foucault, qui, partant d'une mise en cause de l'objet même de toute anthropologie possible – l'Homme – débouche sur un réel qu'il s'agit de prendre en compte, et en charge. Autant dire que la naissance de cette hypothétique discipline – « l'anthropologie psychanalytique » – (si c'en est une) date de la parution de « Les mots et les choses », et non de « Totem et Tabou ».

Freud n'a pas accompli, envers le discours des « sciences sociales » de son temps, le travail de distanciation, de dépaysement, et de reformulation qu'il a accompli avec la neurologie et la psychopathologie de son époque : il a adhéré sans guère de recul à l'anthropologie, à la sociologie, ou à la linguistique en gésine à la fin du XIXe siècle, et c'est à partir de leurs énoncés qu'il a élaborés la « Massenpsychologie », « Totem et tabou », ou le « Malaise dans la civilisation ».

La démarche archéologique de Michel Foucault, qui prolonge le penser archéologique freudien, permet de déconstruire les entités fictionnelles - « société », « humanité », « langage », etc. – qui ont fourni un objet aux disciplines universitaires, de se débarrasser de ces fictions à usage politique, et d'ouvrir la voie à l'éclaircissement des mécanismes singuliers de constitution des groupes humains, sans projeter sur eux une unité ou une identité postulée *a priori*, alors que cette unité et cette identité sont des effets de processus qu'il s'agit précisément d'éclairer.

Tel est bien l'intérêt de la démarche de Freud - le Freud de « Totem et tabou », de la « Massenpsychologie » ou de « L'avenir d'une illusion » - non seulement dans les thèses qu'il développe, mais encore et surtout dans sa démarche de penser et sa posture de *sujet pensant* : il ouvre la voie à la mise à distance et à la problématisation foucaldiennes de cette représentation occidentale historiquement datée et géographiquement localisable : l'Homme, qui « *n'est pas le plus vieux problème ni le plus constant qui se soit posé au savoir humain* »[143].

En affirmant par exemple que « *la culture européenne est sans doute la seule au monde qui ait prétendu faire de l'être humain l'objet de ses connaissances et de l'humanisme la forme répétée de ses justifications* »[144], Foucault forge un *appareil à penser* la constitution d'une identité, subjective et groupale, dans l'espace ouvert d'une altérité indéfinie, alors que le discours freudien adhérait encore à cette identité, l'Homme, qui a la nature d'une formation narcissique.

Ces précisions étant données, venons-en au cœur du sujet.

b. Le triptyque sujet/Autre/groupe.

Du sujet, on pourrait dire – au moins en langue française – qu'à l'instar de la conscience pour la phénoménologie, il est toujours sujet *de*.

De quoi le sujet est-il sujet ?

Disons qu'il est *a minima* sujet *de l'autre*, sans autre déterminatif, en ce sens que l'autre n'*est* littéralement rien (il n'est pas de l'ordre de l'être) ni vraiment *quelque chose* (il n'est pas de l'ordre de l'identité, au sens de l'*identifiable*).

On peut certes redoubler *la question du sujet* d'une *question de l'autre*, et après avoir demandé : sujet *de quoi* ? poser la question : autre *que quoi* ?

Cependant, à répondre à cette interrogation, on n'atteindrait que l'autre *relatif* : *autre que* soi ; *autre que* moi ; *autre que* ce que l'on croit ; *autre que* ce qui est perçu ; bref : *autre que l'identique*.

---

[143]Michel Foucault : Les mots et les choses. Éditions Gallimard. 1966 p.398.

[144] Id. Quatrième de couverture.

Ce registre d'altérité se traduit, se concrétise, se manifeste dans la différence *relative*, c'est-à-dire la différence *par rapport à* et *par comparaison à*.

C'est en rapportant l'*un* à l'*autre* (*un autre que lui*) que l'on fait surgir des différences et des identités. Par exemple, si je profère la phrase : lə/sɛ̃/ɛ/bɔ̃ (en écriture phonétique : « *le sin est bon* »), le même son «sɛ̃/sin » peut renvoyer aux mots *sein*, ou *saint*, ou *sain ;* et ces trois mots *diffèrent* l'un de l'autre, malgré leur identité phonétique, parce qu'ils *diffèrent* à l'intérieur d'un système symbolique de référence – la langue française – qui comme tel organise des identités et des différences – c'est la conception saussurienne de la langue, où chaque signifiant ne se constitue que de son opposition différentielle à tous les autres.

C'est en rapportant également *l'autre* (autre que l'un, autre que moi, autre que toi, autre que tout) à *l'autre* que s'effectuent les processus de différenciation *relative*.

C'est par exemple en *rapportant*, en reliant *sa* mère à *son* père, dans le fantasme de scène primitive ou dans la logique œdipienne, et en passant de l'Autre préhistorique à ces autres singuliers, que l'enfant *se* subjective, *s'*individualise, *se* singularise à son tour comme *un* enfant, *leur* enfant, parmi d'autres enfants.

C'est en rapportant l'autre (le sauvage, le primitif, l'indigène) non pas à *soi* (le colon, le missionnaire, l'ethnologue) mais à *son* Autre (son fétiche, son système de parenté, sa langue), que le sujet peut accéder à l'altérité différentielle du semblable, brouillée ou annihilée par les processus multiples de l'identification.

Autre est la différence absolue, c'est-à-dire en tant que condition logique (métalogique) dirimante de l'existence du sujet lui-même, et du groupe.

Cet Autre, ce serait une faute logique que de le *définir*, c'est-à-dire de lui conférer une identité : car précisément l'identité est ce qui manque à l'Autre - et ce manque n'est un manque que pour le sujet, littéralement obsédé de l'identité sous toutes ses formes – identité du mot et de la chose ; identité de perception et de penser ; identité de la personne à travers le temps et l'espace ; etc. ; car pour l'Autre, si le manque est aussi manque dans l'Autre et de l'Autre[145], il s'agit d'un manque logique, structural et protéiforme, et qui ne saurait donc être tout uniment pensé comme manque d'identité, manque de l'Identique.

Dire qu'il s'agit de *l'Autre en tant qu'Autre* serait déjà trop dire, et entrer dans le registre d'une ontologie, d'une « ontothéologie » (pour reprendre un néologisme de Jacques Lacan), voire d'une « ontotautologie » : c'est-à-dire d'un ordre de discours « philosophique », qui est notamment commandé par deux entités discursives (à savoir Dieu – celui des philosophes – et l'Etre) qui n'ont aucune place dans le champ freudien.

L'Autre (absolu) est donc une fonction métalogique : il est (humainement) impossible de penser et de parler, d'agir et de ressentir, sans aucune référence à l'altérité comme telle. La dépendance vitale inhérente à la néoténie apparait à cet égard non comme la cause biologique de cette Loi de l'Autre, mais comme sa métaphore incarnée : pas plus que la prohibition de l'inceste ne s'explique par un souci de prophylaxie génétique, mais par l'ordre symbolique en tant que tel, c'est dans l'ordre du discours que l'Autre se constitue.

Si j'énonce que : « *tous les hommes sont mortels* », je mobilise des substantifs – « tous », « hommes », « mortels » – qui *diffèrent* l'un de l'autre ; cet énoncé n'est linguistiquement possible qu'en raison de cette différence relative des mots les uns aux autres. Cette différence relative se constate au niveau des référents des substantifs : dans la proposition « *l'homme est un loup pour l'homme* », une différence est

---

145 Evoquons ici, à nouveau, le théorème de Gödel, selon lequel un système symbolique quelconque ne peut être à la fois consistant et complet, et l'usage qui en est fait par différents psychanalystes cf. par exemple Jean-Pierre Lebrun : « La perversion ordinaire – vivre ensemble sans autrui ». Éditions Denoël 2007.

supposée acquise entre le référent « homme » et le référent « loup », différence à défaut de laquelle on obtiendrait un énoncé du style : « *l'homme est un homme pour l'homme* », qui n'échapperait à l'effet tautologique qu'en établissant une différence sémantique entre les différentes occurrences du mot « homme ».

Cette double différence (linguistique d'une part, et dans la réalité du référent, d'autre part) est une différence *relative*, mais celle-ci n'existe qu'en vertu d'une altérité plus radicale, qui fait que non seulement les mots et leurs référents *diffèrent* les uns des autres, mais que la différence *comme telle* est possible, et que cette possibilité conditionne tout discours : tout discours est discours de l'Autre, en vertu d'une contrainte logique, ou plutôt : *métalogique*.

Peut-on concevoir (imaginer) des réalités, des entités, des logiques d'où l'Autre soit absent ? Et plus précisément : de telles entités/ réalités, logiques existent-elles, qui seraient caractérisées par le défaut absolu de toute altérité, et qui procéderaient à l'inverse d'une *identité absolue* ?

On connait des figures de discours – la tautologie ou le pléonasme, par exemple – fondées sur le défaut d'altérité (et donc sur l'identité) dans le discours considéré : « *un sou est un sou* », « *la loi est la loi* », ou encore : « *Messieurs, c'est la guerre, je vous dis que c'est la guerre Messieurs !* ».

Cependant, comme le note Moustapha Safouan, à propos de cette phrase et de son commentaire lacanien : « *le signifiant se définit aussi de la différence significative qu'il produit par sa substitution à un autre signifiant, et qui permet sa délimitation. En ce sens, on peut dire que le « Messieurs » par lequel commence la phrase ... n'est pas celui sur lequel cette phrase se termine* ».[146]

---

[146] M. Safouan : Le transfert et le désir de l'analyste. Editions du Seuil. p. 205.

Le même auteur écrit dans un autre ouvrage : « *est-ce bien le même mot « Messieurs » qui revient deux fois ? Que le mot « Messieurs » soit un mot, nul doute là-dessus. Il reste que ce qui est un, ici, c'est la différence oppositive, la non-identité de ce mot avec les autres. On peut exprimer la même chose d'une*

On est ici dans le registre de la différence *relative*, et d'un jeu *avec* et *sur* l'identité non seulement *phonétique* mais également *sémantique* des mots, sur la valeur différentielle du premier *sou* (presque rien) par rapport au second (beaucoup). Le discours mobilise des jeux d'identité et de différence permis par la logique d'un système symbolique spécifique : à savoir la langue dite naturelle ; et toute langue dite naturelle suppose l'Autre (absolu) comme fonction métalogique, comme référence ultime et condition de possibilité du discours comme tel. L'Autre institue un ordre, un espace en fonction duquel le discours est possible, et le discours sur le discours.

L'identité absolue existe certes, tendanciellement, sous la forme par exemple de l'entropie de l'énergie ou de la pulsion de mort, et sous la forme métalogique de la Loi de l'Identique, mais ce n'est pas le lieu d'en évoquer plus avant le concept.

L'Autre institue-t-il toujours et nécessairement du sujet ? Sur ce point, nous ne suivrons pas l'enseignement lacanien : si le sujet est toujours un effet du langage, tout langage ne comporte pas un effet sujet.

---

autre manière, en disant que cette différence définit certes une unité délimitable, mais que cette unité n'est pas celle d'un un ou, comme écrirait encore Saussure, de « quelque chose de positif ». Aussi cette unité... peut-elle apparaître en plusieurs endroits sans qu'on puisse dire que son apparition ici soit identique à son apparition là-bas, ni qu'elle soit identique à elle-même dans les deux apparitions. Dire qu'il s'agit du « même » mot revient seulement à dire qu'il s'agit de la même opposition au niveau de la langue – avec « Mesdames », par exemple. Le mot garde en outre sa disponibilité pour la détermination de nouveaux signifiés selon les doubles rapports où l'engage la parole. J'annonce une nouvelle : « Messieurs, c'est la guerre ». Ai-je réalisé la portée de ce que j'annonce ? Non, sans doute. Aussi répété-je : « Je vous dis c'est la guerre, stupides que vous êtes ! » Car c'est là la signification du deuxième « Messieurs ». Il s'agit bien du même mot, mais engagé par la parole dans de nouveaux rapports : il en résulte un signifié inattendu. Emis à la fin de la phrase, après : « je vous dis », « Messieurs » est le signifiant de mon incompréhension, ou de ma précompréhension, face à l'événement que je viens d'annoncer ; alors qu'au début de la phrase, il désignait des êtres d'un certain sexe, auxquels je m'adressai selon le code de la politesse ». cf. « L'inconscient et son scribe ». Editions du Seuil. p. 58.

Dans le langage, dans l'espace symbolique, il existe un mécanisme spécial, qui permet d'instituer le langage comme Loi de l'Autre, loi symbolique par laquelle le sujet humain se constitue comme sujet (du langage). Ce mécanisme, déjà brièvement évoqué (cf.p.51), est le « Nom(s) du Père », à savoir non pas d'abord le nom concrètement porté par le père de l'enfant, ni la fonction procréatrice de ce père en tant que géniteur dans la réalité, mais le principe métalogique inhérent au langage, qui comporte et emporte effet de sujet et d'assujettissement.

Qu'est-ce à dire ?

« Le langage » n'existe pas : c'est une entité abstraite, forgée à partir d'un certain *penser* et d'un certain *savoir* sur les systèmes symboliques concrètement existants, et qui présentent des propriétés, des caractéristiques communes permettant de les subsumer sous un concept unique.[147]

Ces systèmes symboliques sont notamment : les langues dites naturelles (l'anglais, le français etc.) ; les systèmes de parenté ; les mythes, rites et discours religieux ; ou encore le discours des pouvoirs (le système juridique américain, la déontologie médicale anglaise, l'islamisme, ou la bureaucratie bancaire).

Ces systèmes symboliques définissent des positions subjectives différenciées et interdépendantes.

Les langues parlées déterminent par exemple une position d'énonciation avec le pronom personnel « je », une position d'interlocution avec le « tu », etc. ; par les règles de grammaire, ces positions sont elles-mêmes structurées de telle et telle façon : par

---

[147] « *À partir du XIXe siècle, le langage se replie sur soi, acquiert son épaisseur propre, déploie une histoire, des lois et une objectivité qui n'appartiennent qu'à lui. Il est devenu un objet de la connaissance parmi tant d'autres : à côté des êtres vivants, à côté des richesses et de la valeur, à côté de l'histoire des événements et des hommes* ». Michel Foucault : Les mots et les choses. Éditions Gallimard. 1979 p.309.

exemple, dans la langue française, on dit : « je *me* demande » ou « tu *me* manques », là où l'anglais dira « I wonder if » ou « I miss you » ; la langue française comporte pour le « Je » - le sujet de l'énoncé (c'est-à-dire le pronom personnel et les autres formes de présentification du sujet dans une langue) – une dimension immédiate de réflexivité (« je *me* ») qui n'existe pas dans la langue anglaise.

Le sujet (ou plutôt : l'agent) de l'énonciation (c'est-à-dire chacune des personnes qui concrètement s'expriment en langue française, les *locuteurs*) a à faire, à composer avec la position qui lui est assignée par la langue, et qui va déterminer un certain type de mentalité, des effets groupaux, des comportements de prise de parole admis ou prohibés, bref : une culture.

Apprendre à dire « *Je* » en langue française, « *Ich* » en langue allemande, ou « *I* » en langue anglaise, c'est tout ensemble renoncer (plus ou moins...) au narcissisme infantile, fait d'omnipotence et d'impuissance absolues, au prix d'un refoulement originaire, et entrer dans une communauté, un *collectif* de locuteurs ; et ce collectif comme ce sujet sont l'un et l'autre commandés, déterminés par leur langue, qui fonctionne au lieu de l'Autre comme Loi de l'Autre.

Il en est de même des systèmes de parenté (qui définissent les coordonnées du sujet selon les règles d'alliance et de filiation qui lui sont propres) ; il en est également ainsi des mythes et discours « religieux » (qui assignent au sujet une identité totémique, ou qui le réfèrent à une généalogie polythéiste, ou qui font de lui un enfant de D. ou un représentant du peuple élu, etc.) ; et il en est encore ainsi de l'ordre des pouvoirs (qui prescrit une place de citoyen ou d'esclave, de roi ou de courtisan, de chaman ou de manager – et bien sûr, ceux auxquels le système symbolique accorde une place de pouvoir dans un dispositif de domination – le commissaire du peuple communiste ou le pater familias de la Rome antique - ne sont pas moins *sujets du système* que les autres – paysans kolkhoziens ou esclaves).

Le sujet abstraitement défini par ces systèmes symboliques n'est pas le sujet de l'inconscient auquel le psychanalyste a concrètement affaire. Le sujet dont il s'agit, c'est le sujet qu'on dit « social », le sujet à l'entrecroisement des différents systèmes symboliques qui le constituent, bref : le sujet *relationnel.*

Il présente comme caractéristique d'être essentiellement *différent*, dans ses formes, d'une culture une autre, d'un Autre à un Autre, mais essentiellement *identique* dans son principe - à savoir précisément : la Loi de l'Identique - à l'intérieur d'une même culture : au sein de tel système de parenté, il est prescrit d'être fils ou fille, mari ou femme, de telle et telle façon, et il n'est pas possible de se placer en l'une ou l'autre de ces positions relationnelles *autrement* que ne le prescrit la culture considérée, selon la logique qui lui est propre. À l'intérieur d'une langue, et dans l'intimité de son économie syntaxique, il est prescrit de parler selon la grammaire de ladite langue, qui est toujours la grammaire de l'Autre.[148]

La particularité de cet Autre-là est de comporter un *effet sujet*, un mécanisme aménageant une place et une fonction « sujet ».

Ce mécanisme, appelons-le : « Nom(s) du père ».

---

[148] Exemple *parlant* : dans la langue d'un peuple vivant à la frontière du Tibet et de la Birmanie, les Khiemnungan, il existe deux pronoms de première personne du singulier, qui s'utilisent différemment selon que le sujet est l'agent ou le patient de l'action évoquée : le « *je* » de « *je te vois* » et le « *je* » de « *je suis vu par toi* » n'est pas le même. Cf. François Jacquesson : L'expression morphologique de la personne dans les langues tibéto-birmanes du Nord-Est : une utilisation systématique des techniques possibles. In Revue Faits de langues, n°10, Septembre 1997.

Le *sujet de la langue*, dont le système des pronoms est un des éléments de définition, implique non seulement que la « mentalité » - pour employer un terme certes peu assuré de sa définition, mais difficile à remplacer - des locuteurs de ladite langue est façonnée par celle ci, mais encore que la recherche, sous le nom générique d'« homme », d'un sujet identique toujours et partout, au-delà de la diversité des systèmes symboliques, relève d'une illusion substantialiste.

Ce syntagme ne correspond pourtant pas au concept élaboré à ce titre par Jacques Lacan ; il s'en distingue au contraire nettement sur quatre points essentiels.

Dans la théorie lacanienne, les Noms du Père visent (pour le dire vite) des opérations *intra-* ou *inter*-subjectives, alors que cette formulation désigne ici des opérations internes à certains systèmes symboliques.

En second lieu, la définition lacanienne du sujet procède *directement* du signifiant, du système symbolique (résumé à S1 et S2) et de ses opérations (métaphore et métonymie notamment), alors que je réfère l'instance du sujet à l'opération du « Nom(s) du Père » propre à certains systèmes symboliques (et non à tous), et non pas au « langage », au système symbolique lui-même : il y a des systèmes symboliques sans sujet parce qu'il y a des systèmes symboliques sans « Nom(s) du Père ». – par exemple et notamment : le langage mathématique, ou encore : le « code génétique ».

L'usage ici proposé du syntagme « Nom(s) du Père » se distingue également de son usage lacanien par la perspective où il s'insère : la théorie lacanienne du sujet procède d'une approche structurale, alors que je privilégie une conceptualisation en termes de *processus*.

Enfin, l'hypothèse ici avancée implique de distinguer le sujet de l'inconscient (et le mode d'assujettissement à l'inconscient) d'avec le sujet du système symbolique (et son mode d'assujettissement spécifique), alors que l'un et l'autre se confondent dans la théorie lacanienne du lien social.

Pourquoi dès lors utiliser néanmoins le syntagme « Nom(s) du Père » - forgé par Jacques Lacan dans son approche psychanalytique des positions psychotiques du sujet – au risque de créer une confusion avec le concept lacanien ?

Deux raisons à cet emprunt.

Il s'agit en premier lieu de rendre un double hommage *et* à la tradition catholique (hommage qui répète celui de Lacan) *et* à l'apport lacanien : tout comme dans la tradition rationaliste occidentale, on parle du théorème de M. Pythagore, d'une courbe de M. Gauss, ou d'une révolution « copernicienne », mon option pour cette locution exprime à la fois une dette et une révérence/référence envers les Pères de l'Eglise, et envers Jacques Lacan, qui, de ces Pères, est sans doute le dernier…

L'emploi du syntagme « Nom(s) du Père », en second lieu, exprime (et réalise) la transposition, dans l'analyse du symbolique, de l'analyse lacanienne de la psychose comme « forclusion du Nom(s) du Père ».

Je fais l'hypothèse que de même qu'il y a des équations subjectives dans lesquels l'opération du « Nom(s) du Père » – c'est-à-dire un moment essentiel *à* et *dans* la constitution du sujet – fait défaut, *sans pour autant manquer*, de même il existe des systèmes, des processus, des fonctionnements symboliques – ou, comme on dit grossièrement : des *langages* – qui ne comportent pas cette opération.

L'hypothèse dont procède le concept du « Nom(s) du Père », ici détourné de son acception lacanienne, ne se confond pas avec la constatation empirique (ethnographique) que les systèmes de parenté ou de pouvoir organisent la condition paternelle et la posture de père de telle ou telle manière : en *pater familias*, en patron de droit divin, ou en animal totémique ; elle postule que chaque système, chaque langage comporte logiquement (métalogiquement) un mécanisme qui permet au sujet d'advenir en tant que tel, c'est-à-dire à la fois comme sujet social (relationnel), et sujet de l'inconscient.

Ce *sujet de l'inconscient* diffère du *sujet relationnel* déterminé par les systèmes symboliques évoqués ci-dessus, en ce sens qu'il ne se réduit pas à la posture qui lui est assignée par chacun de ces systèmes (nous ne sommes pas seulement *citoyen* ou *roi*, *fils de* ou *locuteur* d'une langue) : il est aussi sujet de désir et de sentiments, sujet aux pulsions, sujet de/à l'angoisse, etc.

Cet autre sujet (tout aussi assujetti que le sujet social, mais autrement et selon d'autres lois), la psychanalyse en a fait l'expérience décisive à travers la parole des hystériques, en tant que cette parole dérange, défie, voire défait le « discours du maître », c'est-à-dire de celui qui incarne, personnifie, représente l'ordre symbolique induit par la langue, le système de parenté etc., ce maitre étant évidemment lui-même assujetti à cet ordre.

C'est ainsi *presque* la même chose de dire « le *langage n'existe pas* » (à savoir : il n'y a pas d'unité du symbolique) et de dire « *il existe des langages avec Nom(s) du Père et des langages sans* ».

À partir de ce dernier énoncé, on pourrait en effet trouver d'autres distinctions, et par exemple, distinguer les types de sujet produits par les différents systèmes symboliques : sujet de la filiation, sujet de la langue parlée, etc. ; ce serait un utile travail de penser.

Cependant, du point de vue d'où je parle, l'essentiel est de distinguer le sujet de l'inconscient et le sujet produit par les systèmes symboliques (les cultures). D'où l'opposition « sujet de l'inconscient » / « sujet relationnel (ou *culturel*) », cette dernière désignation générique incluant (sans pour autant les confondre) tous les sujets des systèmes symboliques avec « Nom(s) du Père ».[149]

L'Autre comporte également un *effet groupe*.

Cet effet consiste, par exemple, dans le groupe défini par tel ou tel système de parenté, avec la contrainte exogamique qui lui est inhérente, contrainte appréhendée dans/par les cultures européennes comme « interdit de l'inceste ».

---

[149] J'ajoute : l'existence du « sujet culturel », c'est-à-dire finalement de systèmes symboliques avec Nom(s) du Père, est une condition de l'existence du « sujet de l'inconscient » ; je reprends (en la déplaçant quelque peu) la position exprimée par Lacan lors de la controverse de Bonneval : ce n'est pas l'inconscient qui est la condition du langage, c'est le langage – précisons : le langage *avec Nom(s) du Père* – qui est la condition de l'inconscient.

En réalité, comme nous l'indiquions plus haut, avant d'être un *interdit*, un *énoncé*, la contrainte exogamique est d'abord une contrainte *métalogique* : les opérations d'un système de parenté, quelle que soit la logique de celui-ci, ne peuvent se produire et se reproduire *à l'identique* à travers le temps qu'en raison précisément de cette contrainte, à défaut de laquelle le système s'oriente très rapidement vers l'entropie. Si un sujet quelconque du système considéré était libre d'épouser sa mère, leurs enfants se trouveraient simultanément fils ou fille et demi-frère ou demi-sœur de leurs parents, de sorte que les relations d'alliance et de filiation en quoi consiste tout système de parenté ne pourraient se maintenir d'une génération à l'autre. Ce serait la fin *et* du sujet relationnel, *et* du groupe de référence.

Peut-on parler, à l'égard des groupes humains (comme Jacques Lacan le fit à l'égard du sujet) des deux altérités du groupe : l'Autre et l'autre (en recourant provisoirement au singulier pour chacun de ces termes) ?

Si l'Autre est un ensemble concret de systèmes symboliques, il produit *effet de groupe* : la langue parlée induit une communauté de locuteurs ; le système de parenté organise l'unité familiale, la lignée, le clan, etc. ; l'ensemble ouvert des pratiques symboliques (rituels, mythes, dispositifs de parole, modalités d'écriture, etc.) définit des institutions groupales ; l'ordre des pouvoirs - c'est à- dire non seulement la distribution dissymétrique des places entre les membres ou entre les sous- groupes du groupe de référence, mais encore les modalités de constitution de l'agentivité, l'organisation du système des actes et leur définition, les modes spécifiques de construction des transferts, etc. – comporte également de lui-même cet *effet de groupe*.

La langue produit le groupe de ceux qui parlent la même langue et « se comprennent » entre eux, (ou partagent entre eux le fardeau de la méconnaissance et du malentendu ...), mais elle produit également des *représentations* et notamment des représentations à la fois imaginaires et symboliques de relations - par exemple les noms utilisés pour désigner les relations de parenté - à travers lesquels le groupe « pense » sa propre logique, et constitue (contribue à constituer) son équation narcissique propre.

L'Autre, ainsi assimilé aux différents ordres symboliques qui font *effet de groupe* - et quel que soit le nom qui, au lieu de l'Autre, confère audit groupe son assiette narcissique (nom générique : tribu, clan, nation, société, famille, etc. ; ou nom propre : Français, Marseillais, Kanaks, etc.) - cet Autre intervient, de façon nécessaire, dans la constitution des autres (petit a) du groupe de référence.

Quel est ce « petit » autre ?

On peut de prime abord en définir deux espèces.

Il y a en premier lieu l'autre au sens de l'*autre individu*, qui pour les Occidentaux correspond au sujet *humain* : le voisin, le parent, le collègue, enfin tous ceux qui, pour le groupe considéré, sont définis par un certain rapport de similarité, de *semblance* - soit encore : le semblable.

On sait que ce *semblable* - qui n'est donc pas tellement *autre* - n'est pas *nécessairement* humain : l'animal totem peut dans tel groupe constituer le semblable ; telle essence d'arbre peut pour le sujet s'avérer plus ressemblant à sa personne que telle ou telle figure humaine ; aux premiers temps des rencontres entre les Européens du XVe siècle et les autochtones de l'actuelle Amérique du Sud, chaque représentant du groupe des conquérants n'était pas, pour chaque représentant du groupe des autochtones, un semblable, et réciproquement[150].

Ce premier autre défini par le groupe s'inscrit dans un jeu d'identités et de différences relatives, jeu dont les règles ou les modalités ne

150 Philippe Descola (« Par-delà nature et culture » Editions Gallimard 2005) distingue quatre logiques de constitution de l'autre semblable qui ne comportent pas toutes la séparation de la nature et de la culture inhérente aux systèmes symboliques occidentaux.

sont pas nécessairement uniformes ou identiques pour tous les groupes humains.

En second lieu, et en progressant vers l'altérité, l'Autre du groupe définit une catégorie d'autres par référence réflexive à sa propre identité : l'autre, les autres, sont tous ceux que le groupe ne reconnaît pas comme relevant de son propre périmètre narcissique, mais qui sont nécessaires à la définition dudit périmètre.

Entrent dans cette catégorie les ennemis, mais également les groupes partenaires, avec lesquels s'effectuent les actes de commerce, les alliances matrimoniales, les coalitions guerrières, les échanges diplomatiques etc. Depuis le XIXe siècle, la quasi-totalité des groupes humains se définissent les uns par rapport aux autres par référence au même Autre, à la même entité symbolique et institutionnelle – l'État-nation.

Là encore, l'autre est défini à travers un jeu d'identités et de différences *relatives* (c'est un autre *identifié* ou *identifiable*, *différencié* ou *différenciable*, et non un autre *absolument autre*), mais le rapport à cet autre n'est pas affectivement connoté de la même manière que le rapport à l'autre-semblable membre du même groupe (la haine ou l'ambivalence prévalent), et cet autre n'est pas nécessairement constitué selon les mêmes mécanismes que cet autre semblable.

L'*invention de l'autre* s'accomplit, pour le groupe comme pour le sujet, au niveau symbolique et au niveau imaginaire, et cette *invention de l'autre* contribue à la construction, par le groupe, de sa propre image idéalisée, et plus largement de son narcissisme groupal.[151]

---

[151] Didier Anzieu a élaboré le concept d' « illusion groupale », définie comme un état psychique collectif observé « *aussi bien dans les groupes naturels que thérapeutiques ou formatifs et qui est spontanément verbalisé par ses membres sous la forme suivante : « nous sommes bien ensemble ; nous constituons un bon groupe ; notre chef ou notre moniteur est un bon chef, un bon moniteur* » (L'illusion groupale. Nouvelle Revue de Psychanalyse n°4 pp.73-93) ; il précisera en 1999 : « *une deuxième formulation serait : notre*

Cependant, pour le groupe comme pour le sujet, l'Autre est inhérent à la constitution de l'identité, subjective ou groupale. Cette inhérence relève d'une contrainte métalogique : avant d'être un lieu, l'Autre est un espace, et avant d'être un espace, il est une contrainte métalogique.

Ainsi, non seulement, dans une perspective narcissique, l'autre est *autre que* (moi/mon groupe), mais les modalités de constitution de son identité, de son narcissisme, sont *autres que* les miennes, et les modalités d'invention de l'autre par l'Autre sont également autres, et l'Autre est autre que l'Autre : il y a une différence interne irréductible, qui tient à la logique signifiante comme telle.

L'Autre est donc pluriel (quoiqu'innombrable) et ne se confond pas avec l'Un : il n'y a pas d'unité du symbolique, le mot « langage » ne correspond pas à un concept dont le champ serait unique ou unifié.

Si l'on distingue, comme nous le proposons, au moins deux catégories de langage (les langages avec *effet sujet* et *effet groupe*, les langages sans *effet sujet* ni *effet groupe*), cette seule différenciation suffit à rendre vaine toute entreprise visant à proposer une théorie unifiée d'un objet dénommé « langage ». Une langue parlée et le langage mathématique, un système de parenté et un code génétique, sont constitutionnellement différents, structurellement hétérogènes : il s'agit bien de systèmes symboliques, mais certains comportent un

---

groupe produit de belles choses, ou de belles pensées ; la troisième formulation : nous nous connaissons nous-mêmes en connaissant le groupe, nous accédons à une connaissance vraie, qui s'exprime dans une idéologie, une philosophie » (« La rencontre du groupe, dialogue avec Eugène Enriquez ». Revue française de psychanalyse LXIII pp.737-749. Citations extraites de G. Arnaud, P. Fugier, B. Vidaillet : « Psychanalyse des organisations ». Editions Erès.2018).

En réalité, cette « illusion groupale » est inhérente à la constitution narcissique du groupe : les groupes, quels qu'ils soient, fonctionnent en résonance avec une image idéalisée d'eux-mêmes, produite au lieu de l'Autre et selon sa Loi, en vertu de la réflexivité inhérente au symbolique.

mécanisme (le « Nom(s) du Père ») qui produit un *effet sujet* et un *effet groupe*, ce qui n'est pas le cas des autres.

D'où la proposition : lorsque les systèmes symboliques sans « Nom(s) du Père » se développent (et que s'établissent par conséquent des logiques groupales de type « psychotique »), l'existence même du sujet devient problématique, tout comme l'existence même du groupe en tant que tel[152].

Conclusion

Après la mathématisation de la Nature annoncée par Galilée, nous sommes entrés dans l'ère de la mathématisation des cultures, et donc dans la généralisation des systèmes symboliques sans

---

[152] Voici, à titre d'illustration, ce qu'une analyste rapporte du discours d'une patiente psychotique :

« *Son histoire, sans histoires, est constituée par une sorte de mise en scène tout à fait dépouillée, avec des personnages qu'elle nomme ainsi : « il y a la première femme », c'est sa mère, c'est aussi la morte ; « il y a la deuxième femme »* [la seconde femme du père], *il y a « le père », qu'elle nomme « le père, ce personnage », et puis il y a « le premier garçon, le deuxième garçon et le troisième garçon »* [ses trois frères], *c'est-à-dire que les personnages de la constellation familiale ne sont jamais nommés selon les liens qui les unissent, mais simplement rangés les uns par rapport aux autres ».* (cf. Martine Lerude : « D'une psychose féminine ». In Fondation Européenne pour la Psychanalyse : L'abord des psychoses après Lacan. Éditions Point Hors-ligne 1994. p.113).

L'impossibilité pour cette femme d'inscrire sa personne (et de *s'*inscrire *en personne*) dans « sa » famille la conduit à formuler en termes numériques la composition d'un groupe, d'un ensemble (au sens mathématique et non pas sympathique…) qui n'est justement pas une « famille ».

De même, l'effacement contemporain du « Nom(s) du Père » (c'est-à-dire : la défaisance des systèmes symboliques avec *effet sujet* et *effet groupe*) explique la décomposition contemporaine des systèmes de parenté et la désaffection à l'endroit des liens familiaux (la référence sociologisante à l'individualisme n'explique rien : elle procède du même type de causalité imaginaire que le discours des risques psychosociaux).

« Nom(s) du Père ». Les pratiques symboliques issues des mathématiques, répandues à l'échelle des masses en fonction de la logique institutionnelle la plus commune aujourd'hui – à savoir : la bureaucratisation statistique, algorithmique, et cybernétique –, ne comportent pas l'*effet sujet* et *l'effet groupe* que comporte la Loi de l'Autre.

Certes, il y a toujours des sujets qui « communiquent » (et « communient ») sur l'Internet et les « réseaux sociaux » ; mais la loi métalogique de ces réseaux ne produit par elle-même ni *effet sujet*, ni *effet groupe :* au lieu de l'Autre, de cet Autre incastrable[153] qu'est le réseau, le sujet et le groupe n'ont ni place ni fonction, contrairement aux ordinateurs et aux algorithmes. A mesure que progressent l'automatisation des activités et l'informatisation des dispositifs de communication, le substrat archéologique du sujet et du groupe s'efface, le canevas symbolique dont se tissent les rapports sociaux disparait, la trame langagière des pratiques et des institutions s'appauvrie et se défait.

L'angoisse psychotique évoquée dans la première partie de cette étude résulte de la confrontation collective des sujets à l'absence des Nom(s) du Père, des dispositifs de subjectivation qui conditionnent leur existence de sujets désirants.

Cette absence n'a pas la nature d'un manque : on pourrait plutôt la figurer comme un espace plein, sans bords, sans limites, sans différenciation possible, dont l'expansion indéfinie élimine toute place même simplement virtuelle.

Le défaut du « Nom(s) du Père » (i.e. des mécanismes hétérotopiques instaurateurs d'un sujet et d'un groupe), génère à la fois une angoisse inextinguible ; un ensemble de dispositifs censés parer aux dangers qui confèrent à cette angoisse une apparence d'objet (spécialement dans une logique de *prévention du risque*) ; et un ensemble de conduites, de comportements collectifs de neutralisation, d'évitement et d'éconduction de l'angoisse.

---

[153] Cf. Daniel Sibony : « L'Autre incastrable » Editions du Seuil.1978.

Citons ici à nouveau Jacques Lacan : quoique cette citation évoque une angoisse névrotique plutôt que psychotique[154], elle contribue, heuristiquement, à extraire la théorie des angoisses de son imaginaire romantique :

> « *Ne savez-vous pas que ce n'est pas la nostalgie du sein maternel qui engendre l'angoisse, mais son imminence ? Ce qui provoque l'angoisse, c'est tout ce qui nous annonce, nous permet d'entrevoir, qu'on va rentrer dans le giron. Ce n'est pas, contrairement à ce qu'on dit, le rythme ni l'alternance de la présence – absence de la mère. La preuve en est que ce jeu de présence – absence, l'enfant se complaît à le renouveler. La possibilité de l'absence, c'est ça, la sécurité de la présence. Ce qu'il y a de plus angoissant pour l'enfant, c'est justement quand le rapport sur lequel il s'institue, du manque qui le fait désir, est perturbé, et il est le plus perturbé quand il n'y a pas de possibilité de manque, quand la mère est tout le temps sur son dos, et spécialement à lui torcher le cul, modèle de la demande, de la demande qui ne saurait défaillir.* »

Le développement dans la modernité de systèmes symboliques sans « Nom(s) du Père » (c'est-à-dire la forclusion subséquente de celui-ci non pas au niveau du sujet, mais au niveau de l'Autre), ne permet pas d'engager la logique de différenciation nécessaire à l'institution du sujet comme sujet de la parole et du désir.

D'où le développement d'une angoisse, de nature tendanciellement psychotique, collective autant que subjective, puisqu'elle trouve sa cause au niveau de l'Autre, de la carence du « Nom(s) du Père » au lieu de l'Autre.

---

[154] Jacques Lacan : Le séminaire X. L'angoisse. Editions du Seuil 2004. p.67

Ce n'est pas dire que le déclin moderne de l'imago du père et de la fonction paternelle constituerait la cause d'un nouveau « malaise dans la civilisation ».

C'est dire que la généralisation du langage mathématique et de ses dérivés technologiques provoque *et* ce déclin (qui est aussi le déclin des mères), *et* la fin de la civilisation en tant que telle, c'est-à-dire comme ensemble de processus et de pratiques symboliques comportant *un effet sujet* et un *effet groupe*.

Dans ce contexte, trois orientations peuvent être dégagées pour une hypothétique approche psychanalytique des phénomènes collectifs (pour éviter le syntagme oxymorique d'« anthropologie psychanalytique »).

Une première orientation consiste dans l'étude de ces nouvelles formations collectives que sont les « réseaux sociaux », mais également les bureaucraties électroniques qui, du site Internet de l'administration fiscale aux algorithmes de Google, des bureaux virtuels aux sites de rencontres matrimoniales ou pornographiques, induisent et organisent des positions subjectives et relationnelles, des configurations groupales, des dispositifs de gouvernement inédits. Que deviennent la libido et le fantasme, les pulsions et leurs destins, l'inconscient et les affects, dans ces univers symboliques sans précédent ?[155]

---

[155] Un exemple parmi cent : depuis les années 90, des « cyber-cimetières » commémorent les défunts et recueillent les hommages des vivants ; quant aux gestionnaires de « réseaux sociaux », ils se préoccupent de l'accroissement des comptes d'utilisateurs défunts, dont le nombre, dans dix ou vingt ans, excèdera le nombre d'utilisateurs vivants. Qu'est-ce que ces phénomènes disent et induisent au niveau de l'inconscient du sujet contemporain ? S'agit-il de processus de deuil (et donc de symbolisation de la perte) ou au contraire de dispositifs d'évitement de la perte ? Y a-t-il un « moi cybernétique » et si oui comment se constitue-t-il ?

Autre exemple : à mesure que s'effacent les mécanismes de représentation symbolique traditionnelle, qui faisaient qu'un groupe se représentait dans ses dieux ou dans ses élites ; à mesure que le processus symbolique dit «

Une seconde orientation de recherche porte sur le développement des technologies et son impact sur le statut du corps.

Michèle Bompard-Porte, à partir d'une étude serrée de « Inhibition, symptôme et angoisse », revient sur les enjeux psychiques et les effets de la néoténie humaine, en soulignant la spécificité de l'affect d'angoisse chez les individus de l'espèce humaine :

> « *Les nourrissons et les enfants petits n'ont aucun moyen de réagir de façon adaptée aux affects du genre* peur *– par la fuite physique, grâce à la musculature. Ils doivent traiter tous ces affects « sur place », grâce à leurs seules ressources psychiques : ce qui provoque la création d'une dimension spécifique de la dynamique psychique, tout en contribuant à la formation du Je. Cette différence à l'endroit du monde animal est profonde ; elle affecte le genre* peur *davantage que les genres* amour *et* haine*, qui peuvent pour partie s'exprimer de façon adéquate. Le psychisme enfantin n'a pas le choix. Il doit internaliser la réalité qui fait peur. C'est pourquoi le Je et la réalité sont co-construits avec un substrat énergétique dont l'expression psychique est l'Angst ; et le resserrement sur le Je de l'élaboration des affects de peur leur est inhérent. Ainsi le choix de Freud* [de privilégier le terme « Angst »] *ne focaliserait-il pas tant sur l'absence d'objet que sur cette singularité humaine. D'où une nouvelle formulation de l'hypothèse : dans le travail de Freud, Angst est le nom générique et le prototype des affects du genre* peur. *Ce choix linguistique souligne la singularité des humains vis- à*

---

représentation », dans sa forme démocratique, se défait ; on assiste à l'essor corrélatif des systèmes de réflexivité généralisée, avec l'idéologie de la transparence qui en est le contrepoint. Quels sont les effets – subjectifs et groupaux – de cette réflexivité généralisée ? Sont-ils comparables (et en quoi) avec des délires psychotiques ?

vis des peurs, terreurs et angoisses, parmi les autres espèces animales »[156].

Une autre analyste, G. Patino-Lakatos, écrit :

> *« La psychanalyse apporte, depuis Sigmund Freud, des analyses essentielles pour comprendre les conséquences sur la subjectivation de la prématuration biologique et de l'inachèvement organique de l'être humain à la naissance liés à la condition néoténique. Ces conséquences renvoient aux termes de « Hilflosigkeit » qui traverse comme un fil rouge toute l'œuvre de Freud (première occurrence en 1895 et dernière en 1937). Dans « Inhibition, symptôme et angoisse », puis dans « Malaise dans la civilisation », le fondateur de la psychanalyse a entrevu l'incidence de ce facteur biologique dans la prédisposition de l'homme à l'angoisse constitutive du moi, à l'investissement d'objet et à la névrose.*
>
> *L'impuissance originaire du nouveau-né, et une certaine étroitesse qui le caractérise par ses limitations, introduit un état de vulnérabilité (Verletzlichkeit) constitutive du sujet qui l'accompagnera toute sa vie. Les conséquences de la néoténie que la psychanalyse met en lumière sont le résultat aussi bien du caractère inachevé du sujet que des conquêtes culturelles nécessaires pour pallier sa vulnérabilité constitutive ».*

Elle conclut :

> *« La technique est le moyen par lequel l'homme concrétise sa volonté fantasmatique de puissance, dans une entreprise de dépassement de soi incessante*

---

[156] Michèle Bompard-Porte : De l'angoisse. Psychanalyse des peurs individuelles et collectives. Éditions Armand Colin. 2004. p.251

qui n'est autre que le contournement de la castration, par-delà les frustrations imaginaires et les privations réelles du corps ».[157]

Cette dernière affirmation mérite d'être prolongée par la considération des *effets en retour* des réalisations techniques : les technologies contemporaines transforment le statut symbolique du corps humain, et font évoluer celui-ci d'un corps *structuré par le discours maternel* (incluant le « Nom(s) du Père ») vers un corps *structuré par l'algorithme.*

Les processus d'exosomatisation – pour reprendre le néologisme forgé par Alfred Lotka et popularisé par Bernard Stiegler - ont pris avec l'essor des biotechnologies, de l'informatique et de la cybernétique une extension qui modifie substantiellement la représentation et le fonctionnement du corps humain, et par conséquent de l'inconscient. C'est un champ de recherche majeur.

Enfin, troisième et dernière orientation de recherche, l'approche psychanalytique des phénomènes collectifs devrait reprendre la question du transfert, non seulement comme objet d'étude, mais encore dans son incidence quant à la position même de l'analyste.

Le concept de transfert n'est pas un concept philosophique ni scientifique, mais un concept psychanalytique. Comme tel, il inclut nécessairement *du sujet,* et il implique nécessairement *le sujet* (qui, pensant ce concept, ne peut le penser vraiment qu'en se dé-plaçant de son assiette narcissique).

Ce concept est *définitoire* de la psychanalyse et de la position de psychanalyste, de ce qu'on pourrait appeler l'*identité différentielle* de la psychanalyse (à l'égard de la psychothérapie, de la médecine ou de la religion). Il limite donc le champ psychanalytique (et lui donne

---

[157] « Corps néoténique, sujet et prothèse : l'inconscient de l'entreprise technique contemporaine ». In : Cliniques méditerranéennes n° 98 Mutations ou métamorphoses des subjectivités à l'ère du numérique. Editions Erès 2018.

sa structure), et permet aussi de définir l'effet spécifique de la psychanalyse (qui n'est pas la guérison).

Or, ce qu'enseignent les sociétés psychanalytiques et leur histoire, c'est que :

- la psychanalyse – entendue comme : l'analyse du transfert en acte - ne peut *par elle-même* conduire à faire émerger un autre type de sociabilité, à instituer autrement : le transfert paternel de Freud le conduira à se poser/ être considéré en *père fondateur* de la psychanalyse, *ex nihilo*, et à instituer la horde de ses fils, à l'instar de l'institution de la horde préhistorique par l'Urvater ; depuis, bien des groupes psychanalytiques fonctionnent sur cette référence à une figure paternelle fondatrice, qui fait fonction de « Nom(s) du Père » ;

- le concept psychanalytique du transfert détermine les effets de la psychanalyse, ce qui peut se dire aussi : de la conceptualisation (perlaboration) du transfert par l'analyste dépend la définition des effets et des limites des psychanalyses qu'il conduira ; ou : ce qui se transmet le mieux en psychanalyse, c'est l'inanalysé.

Ces deux considérations sont *unes* avec l'interrogation suivante : est-il possible d'effectuer avec un groupe un travail d'élaboration du transfert qui soit homologue à celui qu'un sujet peut accomplir dans le cadre de la « cure type » ?

On sait qu'à cette interrogation, Freud a répondu par la négative.

Une réponse différente pourrait éventuellement être formulée à partir de la position exprimée par Marcel Czermak, déclarant :

> « *La première institution, c'est le transfert. Récuser l'institution c'est récuser le transfert puisque le transfert est à la racine de toutes les institutions. On sent bien la réticence de nombre d'analystes à l'endroit des institutions. C'est une réticence à l'égard du transfert. Terme très vulnérable, oui. À l'université,*

bien sûr qu'il y a du transfert, seulement c'est du transfert sauvage ».[158]

Encore faut-il que l'institution comme le sujet s'avèrent non seulement perméables et un tant soit peu tolérants à l'angoisse, mais encore capables de soutenir (et *se* soutenir dans) un rapport vivant à l'Autre qui les détermine.

[158] La navigation astronomique. In : Chemins traversiers II. Éditions des Crépuscules. 2015. p.60

« L'angoisse est le risque qu'aucun de nous ne veut courir, car il atteint le sens même de ce qu'est « être ». Spectrale, elle est la visiteuse nocturne qui empêche le sommeil. Témoin de ce conflit que nous voulons oublier, elle se tient dans la mémoire de l'événement, d'une enfance que nous avons surmontée en laissant une part de nous-mêmes en otage, à la merci d'un ennemi à nous-mêmes inconnu. Et la voilà qui réclame ses gages. L'angoisse nous rappelle qu'être vivant n'est pas sans prix. Que ce prix même est exorbitant. Hors de toute mesure, et que nous n'aurons jamais assez de quoi le payer, qu'il nous faudra peut-être toujours être débiteur auprès d'un autre. »

L'auteur de ces lignes, Anne Dufourmantelle, psychanalyste, est morte, noyée, en secourant un enfant. Son « *Eloge du risque* » [159] résonne, *post mortem*, avec une singulière intensité.

---

[159] Anne Dufourmantelle : Eloge du risque. Editions Rivages Poche. 2011

ANNEXES

Schéma historique du paradigme de santé mentale

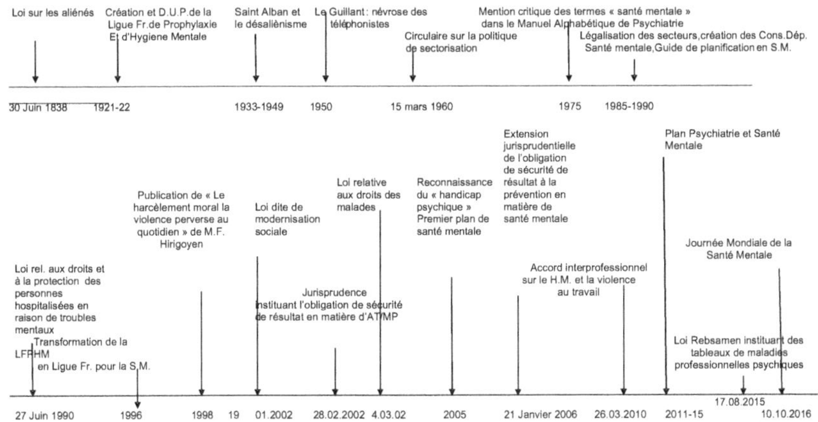

Ce schéma présente quelques-unes des étapes de l'affermissement historique du paradigme de santé mentale en France. La continuité *graphique* matérialise l'illusion de continuité *historique* : ce paradigme, devenu dominant depuis les années 1990, s'est constitué, au fil du temps et dans une *discontinuité* radicale, de pièces rapportées et de bifurcations, de choix aveugles et de logiques inconscientes, de manipulations idéologiques et d'impasses cliniques, et non en vertu d'une Nécessité – les choses auraient pu *être autres* – mais c'est ainsi qu'elles se sont écrites. La continuité de leur enchainement procède de l'illusion inhérente à la rétrospection.

Remerciements et crédits

Le premier chapitre de cet essai a été publié sous le titre « Où sont les fous ? Aperçus critiques sur le paradigme de santé mentale » dans la revue « Annales médico-psychologiques » - Vol. 174 - N° 7 - pp. 523-529.Septembre 2016. © Elsevier Masson SAS. Tous droits réservés. Il est repris ici avec l'aimable autorisation des éditions Elsevier-Masson.

Le texte « loi juridique vs Loi symbolique » est dérivé d'une intervention faite le 15 décembre 2016 dans le cadre d'une journée d'études proposée par l'Association des Psychologues Cliniciens de l'Université de Lille III, à l'initiative de Mme Rosa Caron.

« Surveiller et soigner – les fonctions politiques du psychologue à l'heure de la santé mentale » est dérivé d'une autre intervention faite le 30 Juin 2018 à l'Association des Psychologues Cliniciens de l'Université de Lille III, à l'initiative de Mmes Rosa Caron et Kristina Herlant, et de M. Christophe Scudéri. Ce texte a fait l'objet d'une première publication, sous une forme légèrement différente, dans le « Journal des Psychologues » n° 366 - Avril 2019 – pp.71 à 77. Il est repris ici avec l'aimable autorisation de Patrick Conrath.

Enfin, « L'idéal de bientraitance et son efférocité » a été publié dans la revue « Psycho – Droit » N° 4 – 2019, grâce à Jean-Pierre Relmy et Benjamin Lévy.

Je remercie les personnes qui, d'une manière ou d'une autre, ont soutenu mon désir d'écrire cet essai : Jean Allouch ; Rosa Caron ; Patrick Conrath ; Pascale Desrumaux ; Kristina Herlant ; Karine Lavigne ; Jean-Pierre Lebrun ; Samuel Lepastier ; Benjamin Lévy ; Philippe Sastre-Garau ; Christophe Scuderi ; Daniel Weiss.

Références bibliographiques

ALLOUCH Jean : L'éthification de la psychanalyse – calamité. Éditions EPEL. 1996

ALLOUCH Jean : Erotique du deuil au temps de la mort sèche. Éditions EPEL. 2011

ALLOUCH Jean : Schreber théologien. L'ingérence divine II. Éditions EPEL.2013. p.46

ANZIEU Didier : L'illusion groupale. Nouvelle Revue de Psychanalyse. N°4. pp. 73-93

ANZIEU Didier : la rencontre du groupe – dialogue avec Eugène Enriquez. Revue française de psychanalyse. LXIII pp. 737- 749

AMELI : Les affections psychiques liées au travail : éclairage sur la prise en charge actuelle par l'Assurance Maladie - Risques professionnels. Santé-Travail Janvier 2018

ARNAUD Gilles et al. : Psychanalyse des organisations. Éditions Erès. 2018

ARNAUD Gilles : Entrée « Elliott Jaques » du « Vocabulaire de psychosociologie ». Editions Erès. 2012.p. 531

ASSOUN Paul-Laurent : Le préjudice et l'idéal. Éditions Anthropos. 1999

ASSOUN Paul-Laurent : Le fétichisme. Presses Universitaires de France. Collection Que sais-je.

ASSOUN Paul-Laurent : L'anthropologie à l'épreuve de la psychanalyse. in Figures de la psychanalyse : Anthropologie, psychanalyse : les états de la structure. Éditions Erès. 2009.

BASS Henri-Pierre : Figures actuelles du pouvoir dans les structures de soins – reste-t-il de la place pour l'espace psychique ? Revue de Psychothérapie Psychanalytique de Groupe - n° 51

BAUTISTA Balbino : L'hystérie, masculine. Psychanalyse 2009/1 - n° 14

BELLAHSEN Mathieu. La santé mentale. Vers un bonheur sous contrôle. Editions La Fabrique. 2014

BERNARD Sophie, GLADY Marc, MATHIEU Caroline : Du « harcèlement » à la « souffrance au travail » : la re catégorisation des risques psychosociaux dans une situation de négociation syndicale. Nouvelle Revue de Psychosociologie. Hiver 2010. Numéro 10

BION Wilfried R. : Recherches sur les petits groupes. Presses Universitaires de France. 1972.

BOMPARD-PORTE Michèle : De l'angoisse. Psychanalyse des peurs individuelles et collectives. Éditions Armand Colin. 2004

BRESSON Maryse : La psychologisation de l'action sociale : paradoxes et enjeux. Revue Informations sociales 2012 n° 169.

BROSSAT Alain : Abécédaire Foucault. Éditions Démopolis. 2014

BROUDIC Jean-Yves : Les « bonnes pratiques » à l'épreuve des faits. Du désir dans le soin et le travail social. Editions Erès. 2018

CABRE Jaume : Je me souviens. In Voyage d'hiver. Éditions Actes Sud. 2017

CAILLE Alain : L'idée même de richesse. Éditions La Découverte. 2012.

CALAIS Vincent, DEPREZ Stanislas, & al. : « Le corps des transhumains ». Editions Erès.2019

CANGUILHEM Georges : Qu'est-ce que la psychologie ? Cahiers pour l'analyse N° 1/2 1966

CHAINE Laurent : A l'écoute de l'usage de la notion de « harcèlement moral ». Savoirs et clinique 2015/2 - n° 19

CHAMPEIL-DESPLATS Véronique : Dignité de la personne humaine : peut-on parler d'une exception française ? Les Cahiers de l'Institut Louis Favoreu, Presses Universitaires d'Aix Marseille 2013 Disponible sur HAL (01665264)

CHASSEGUET-SMIRGEL Janine : La maladie d'idéalité – essai psychanalytique sur l'idéal du moi. Éditions L'Harmattan. 1999.

CHAUCHARD Jean-Pierre : De la définition du risque social. Jurisclasseur. Travail et protection sociale. Juin 2000

CLAVREUL Jean : Loi, éthique et psychanalyse. Éditions Hermann. 2014

CLAVREUL Jean : L'ordre médical. Editions du Seuil.1978

COLLIOT-THELENE Catherine : La fin du monopole de la violence légitime ? Revue d'études comparatives Est-Ouest. 2003. 34-1

COSSALTER Philippe : La dignité humaine en droit public français : l'ultime recours. Revue générale du droit (www.revuegeneraledudroit.eu), Etudes et réflexions 2014, numéro 4.

CZERMAK Marcel : Passions de l'objet. Éditions de l'Association Freudienne Internationale. 2001

CZERMAK Marcel : La navigation astronomique. in Chemins traversiers. Éditions des Crépuscules. 2015

DAVOINE Françoise et GAUDILLIERE Jean-Max : Histoire et trauma - La folie des guerres. Editions Stock.2004

DEJOURS Christophe : Souffrance en France. Editions du Seuil. 1998

DEJOURS Christophe et ABDOUCHELI Elisabeth : « Itinéraire théorique en psychopathologie du travail ». Revue Prévenir n°20 1er semestre 1990

DEJOURS Christophe « Nouveau regard sur la souffrance humaine dans les organisations ». *In* « L'individu dans l'organisation : les dimensions oubliées ». Sous la direction de Jean-François CHANLAT

DEMAILLY Lise : La psychologisation des rapports sociaux comme thématique sociologique. In M. Bresson (dir.), La psychologisation de l'intervention sociale. Editions L'Harmattan. 2006

DESCOLA Philippe : Par-delà nature et culture. Éditions Gallimard. 2005

DESRUMAUX Pascale : Harcèlement moral au travail, survictimation et problèmes du harceleur : quand les victimes sont jugées aussi responsables que leurs harceleurs. « Les

Cahiers Internationaux de Psychologie Sociale ». 2007/1 Numéro 73

DESRUMAUX Pascale : Le harcèlement moral au travail – Réponses psychosociales, organisationnelles et cliniques. Presses universitaires de Rennes. 2011

DORON Claude-Olivier. L'émergence du concept de « santé mentale » dans les années 1940-1960 : genèse d'une psycho-politique. Pratiques en santé mentale. 2015/1

DOUILLET Philippe : « Risques psychosociaux » : un concept opérant pour transformer l'organisation du travail ? » Nouvelle revue de psychosociologie. Hiver 2010. Numéro 10

DUCLOS Denis : La construction sociale du risque : le cas des ouvriers de la chimie face aux dangers industriels. Revue française de sociologie. 1987. Volume 28

DUCOULOUX-FAVARD Claude : L'histoire des grandes sociétés en Allemagne, en France et en Italie. Revue internationale de droit comparé. Volume 44. N°4. 1992

DUVERT Cyrille: Dix ans de harcèlement – la naissance litigieuse de l'intégrité psychique. Revue Esprit. Mai 2012

EDELMAN Bernard : La Cour Européenne des Droits de l'Homme : une juridiction tyrannique ? Recueil DALLOZ. 2008. Numéro 28

EHRENBERG Alain : La plainte sans fin. Réflexions sur le couple souffrance psychique/santé mentale. Cahiers de recherche sociologique, n° 41-42, 2005. Disponible sur id.erudit.org.

ENCYCLOPEDIE de Diderot et d'Alembert. Tome 16. Article *Travail.* 1765

ENCYCLOPEDIE MEDICO CHIRURGICALE. Organismes internationaux et politique de santé mentale. Fascicule 37 - 960 - A - 20

EWALD François et KESSLER Denis : Les noces du risque et de la politique. Revue Le débat. 2000/2 n° 109

EWALD François : L'assurancialisation de la société française. Les tribunes de la santé n° 31. Été 2011

FOUCAULT Michel : préface à « Naissance de la clinique ». Éditions Gallimard. Bibliothèque de la Pléiade. Volume I. 2015

FOUCAULT Michel : Les mots et les choses. Éditions Gallimard. 1966

FOUCAULT Michel : La redéfinition du judiciable repris in « La Célibataire » Automne 2004

FOUCAULT Michel : L'évolution de la notion d'individu dangereux dans la psychiatrie légale. Dits et écrits III n°220

FREUD Sigmund : Lettres à Wilhelm Fliess. Edition complète. Presses Universitaires de France. 2006

FREUD Sigmund : L'interprétation du rêve. O.C.F. IV. Presses universitaires de France 2004

FREUD Sigmund : Totem et tabou. O.C.F XI. Presses universitaires de France. 1998

FREUD Sigmund : L'inconscient. O.C.F. XIII. Presses Universitaires de France.1988

FREUD Sigmund : Quelques types de caractère dégagés par le travail psychanalytique. O.C.F. XV. Presses universitaires de France 2002

FREUD Sigmund : Psychologie des masses et analyse du moi. OCF. XVI. Presses universitaires de France 1991

GINESTET-DELBREIL Suzanne : Mémoire et transmission. Editions Campagne Première. 2015.

GIUST-DESPRAIRIES Florence et GIUST-OLIVIER Annie-Charlotte : La fabrication du risque psychosocial ou la neutralisation de la conflictualité. Nouvelle Revue de Psychosociologie. Hiver 2010. Numéro 10

GORI Roland : La construction du trouble comme entreprise de normalisation. La lettre de l'enfance et de l'adolescence 2006/4 – n° 66

GRIBINSKI Michel : Les scènes indésirables. Éditions de l'Olivier. 2009

HIRIGOYEN Marie-France : Le harcèlement moral – la violence perverse au quotidien. Editions Syros. 1998

HIRIGOYEN Mari – France : Le harcèlement moral dans la vie professionnelle : démêler le vrai du faux. Editions La Découverte et Syros/Pocket. 2001

ISMARD Paulin : La démocratie contre les experts – Les esclaves publics en Grèce ancienne. Le Seuil.2015

KATZ Muriel : La privation intentionnelle des rites funéraires : un mal radical. Site ALFEST. 2013.

KAUFMAN Pierre : L'inconscient du politique. Presses universitaires de France. 1979

LACAN Jacques : Fonction et champ de la parole et du langage en psychanalyse. Ecrits. p.279 ; Kant avec Sade. Ecrits p.765. Editions du Seuil. 1966

LACAN Jacques : Le Séminaire, livre XI, Les quatre concepts fondamentaux de la psychanalyse. Editions du Seuil. 1994

LACAN Jacques : Séminaire livre X. L'angoisse. Editons du Seuil.2004.

LAPLANCHE Jean : L'angoisse de juger. *in* Michel Foucault. Dits et écrits III. Editions Gallimard.1994

LEBRUN Jean-Pierre : La perversion ordinaire – vivre ensemble sans autrui. Éditions Denoël 2007

LE GAUFEY Guy : Une archéologie de la toute-puissance – D'où vient Ⱥ ? Editions EPEL. 2014

LE GOFF Jean-Pierre : Que veut dire le harcèlement moral ? I : Genèse d'un syndrome. Le débat.2003/1 - n° 123 ; II Vers un nouvel imaginaire des rapports sociaux. Le Débat 2003/2 - n° 124

LEPASTIER Samuel : Le paradigme hystérique. Les Cahiers de l'Ecole Doctorale Université Paris Nanterre 2008-2009. N° 139.

LEPASTIER Samuel : Le fétichisme de la monnaie. Revue française de psychanalyse 2013/1. Vol. 77

LERUDE Martine : « D'une psychose féminine ». In Fondation Européenne pour la Psychanalyse : L'abord des psychoses après Lacan. Éditions Point Hors- ligne 1994.

LEVY André : Psychologie sociale II. Textes fondamentaux anglais et américains. Editions Dunod. 1990

LEYMANN Heinz : Mobbing - la persécution au travail. Éditions du Seuil. 1996

LIENHARD Claude et SZWARC C. : L'avènement des préjudices situationnels d'angoisse des victimes directes et de leurs proches. Le journal des accidents et des catastrophes du CERDACC - EA n°3992. Mars 2017

LOGEAY P. et GADBOIS C. : Les astreintes psychiques des situations dangereuses de travail. INRS Documents pour le médecin du travail. N° 44. 1990

MANDOSIO Jean-Marc : D'or et de sable. Éditions de l'Encyclopédie des Nuisances. 2008

MERAS Icchokas : La partie n'est jamais nulle. Editions Stock.2003

MOLINIER Pascale et FLOTTES Anne : « Travail et santé mentale : approches cliniques » in Travail et Emploi N°129

NASSE P. et P. LEGERON : Rapport sur la détermination, la mesure et le suivi des risques psychosociaux au travail. La documentation française. 2008

PATINO-LAKATOS Gabriela : Corps néoténique, sujet et prothèse : l'inconscient de l'entreprise technique contemporaine. In Cliniques méditerranéennes n° 98 - Mutations ou métamorphoses des subjectivités à l'ère du numérique. Editions Erès 2018

PLATEL Bruno et VIALA Thierry : Le fabuleux destin du concept de harcèlement moral. La Semaine Juridique Entreprise et Affaires - 16 Mai 2002 - n° 20

POROT Antoine : Manuel alphabétique de psychiatrie. Presses Universitaires de France.1975

PRADELLES DE LA TOUR Charles-Henri : La dette symbolique – Thérapies traditionnelles et psychanalyse. Éditions EPEL.

RABAIN Jean-François : L'hystérie masculine entre mythes et réalités. Revue française de psychanalyse. 1998. N°2

ROUDINESCO Elisabeth : Situation d'un texte : qu'est-ce que la psychologie ? In « Georges Canguilhem, philosophe, historien des sciences ». Editions Albin-Michel. 1993

SAFOUAN Moustapha : Le transfert et le désir de l'analyste. Editions du Seuil. 1988

SAFOUAN Moustapha : L'inconscient et son scribe ». Editions du Seuil. 1982

SIBONY Daniel : L'Autre incastrable. Editions du Seuil.1978.

STIEGLER Bernard : De la misère symbolique. Editions Galilée.2004

THIVEAUD Jean-Marie : L'ordre primordial de la dette : petite histoire panoramique de la faillite, des origines à nos jours. Revue d'économie financière. 1993. N°25

VANDECASTEELE Isabelle et LEFEBVRE Alex : Le saut dans le vide : approche clinique des enjeux psychiques de la prise de risque. Psychologie clinique et projective 2004/1 - n° 10

Van WASSENHOVE Wim et BELLANGER Mathilde : L'assurance dans la gestion des risques psychosociaux en entreprise. Revue Risques n° 95. Mars 2011

WAGENSTEIN Angel : « Le Pentateuque ou les cinq livres d'Isaac ». Editions L'esprit des péninsules.2006.

WIDLÖCHER Daniel : Le langage de l'angoisse. Libres cahiers pour la psychanalyse. 2010/1 - N° 21

ZAITSEVA Valeria et CHAUDAT Pierre : Les déterminants organisationnels du harcèlement moral : une analyse d'une revue actualisée de littérature. Management & Avenir 2016/2 (N° 84), pp. 115-134

ZAWIEJA Philippe & GUARNIERI Franck (dir.) : Dictionnaire des risques psychosociaux. Editions du Seuil. 2014

www.ingramcontent.com/pod-product-compliance
Ingram Content Group UK Ltd.
Pitfield, Milton Keynes, MK11 3LW, UK
UKHW041634190726
13854UKWH00006B/2497